AF500720

BASSIN

CYPHO-SCOLIOTIQUE

RACHITIQUE

Prédominance de la forme scoliotique, saillie du promontoire; version podalique, extraction d'un fœtus vivant; mort de l'enfant le onzième jour. Issue heureuse pour la mère.

PAR

Le Dr Léon DUMAS

PROFESSEUR AGRÉGÉ A LA FACULTÉ DE MÉDECINE DE MONTPELLIER
ANCIEN CHEF DE CLINIQUE D'ACCOUCHEMENTS.

MONTPELLIER
TYPOGRAPHIE ET LITHOGRAPHIE DE BOEHM ET FILS
ÉDITEURS DU MONTPELLIER MÉDICAL.

1881

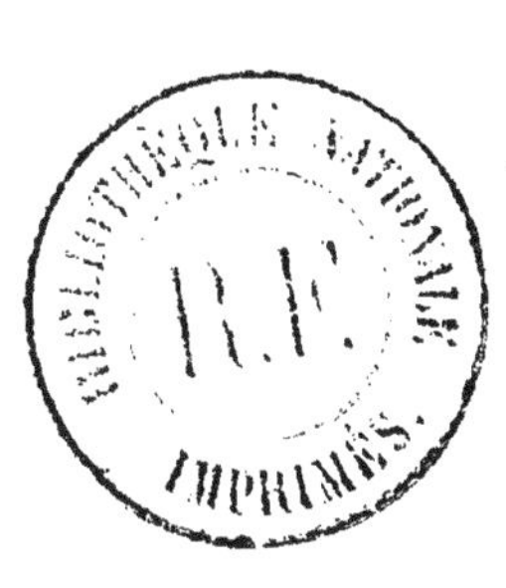

BASSIN CYPHO-SCOLIOTIQUE RACHITIQUE

OUVRAGES DU MÊME AUTEUR

1. **Étude sur l'hygiène des Maternités**, thèse de doctorat. Montpellier, 1873 — Avec planche.
2. **Observation d'albuminurie liée à une éruption cutanée, zymasurie** (en collaboration avec le Dr J. Béchamp). *Montpellier médical*, tom. XXXVII, 1876, et tirage à part.
3. **Observations et recherches cliniques relatives à l'influence de la tension artérielle puerpérale sur la marche des maladies et à l'état de la circulation pendant les suites de couches.** *Archives de Tocologie*, 1878, et tirage à part. — Avec planche et tracés sphygmographiques.
4. **Compte rendu de la Clinique obstétricale de Montpellier pour l'année scolaire 1877-1878.** *Montpellier médical*, tom. LXI, 1879, et tirage à part.
5. **Etude clinique et séméiologique sur un cas remarquable de lésions cardiaques.** *Montpellier médical*, tom. XLI-XLII, 1878-1879, et tirage à part.
6. **Mémoire relatif à un projet de Policlinique, obstétricale** présenté à M. le Recteur de l'Académie de Montpellier. *Montpellier médical*, tom. XLII, 1879, et tirage à part
7. **Bassin vicié par suite de l'amputation du fémur dans le jeune âge.** *Montpellier médical*, tom. XLIII, 1879, et tirage à part. — Avec planche.
8. **Note relative à un cliséomètre mixte applicable au détroit supérieur chez la femme vivante.** *Montpellier médical*, tom. XLIII, 1879. et tirage à part. — Avec planche.
9. **Compte rendu de la Clinique obstétricale de Montpellier pour l'année scolaire 1878-1879.** *Montpellier médical*, tom. XLIII-XLIV, 1879-1880, et tirage à part.
10. **De l'albuminurie chez la femme enceinte.** Thèse d'agrégation. — Paris, O. Doin, 1880.
11. **Contribution à l'étude de la dysménorrhée membraneuse**; par le Dr Paggi, de Florence. — Traduit de l'italien avec l'autorisation de l'auteur, *Montpellier médical*, tom. XLVI, avril 1881.
12. **Le lait de vache comme aliment des enfants à la mamelle**; par le Dr Rehm, de Lichtenhof, — Analysé in *Archives de Tocologie*, mai 1881, et *Gazette hebdomadaire des Sciences médicales de Montpellier*, n° 20, mai 1881.
13. **Le bassin scoliotique et cypho-scoliotique rachitique**; par le Dr Leopold, de Leipzig. — Analyse critique in *Montpellier médical*, tom. XLVII, août 1881. — Avec planches.

BASSIN

CYPHO-SCOLIOTIQUE

RACHITIQUE

Prédominance de la forme scoliotique, saillie du promontoire; version podalique, extraction d'un fœtus vivant; mort de l'enfant le onzième jour; issue heureuse pour la mère.

PAR

Le Dr Léon DUMAS

PROFESSEUR AGRÉGÉ A LA FACULTÉ DE MÉDECINE DE MONTPELLIER
ANCIEN CHEF DE CLINIQUE D'ACCOUCHEMENTS.

MONTPELLIER

TYPOGRAPHIE ET LITHOGRAPHIE DE BOEHM ET FILS

ÉDITEURS DU MONTPELLIER MÉDICAL.

1881

Extrait du Montpellier Médical
(Septembre-Octobre 1881.)

BASSIN CYPHO-SCOLIOTIQUE RACHITIQUE

PRÉDOMINANCE DE LA FORME SCOLIOTIQUE, SAILLIE DU PROMONTOIRE; VERSION PODALIQUE, EXTRACTION D'UN FOETUS VIVANT; MORT DE L'ENFANT LE ONZIÈME JOUR, ISSUE HEUREUSE POUR LA MÈRE.

Pendant que nous traduisions le remarquable travail du Dr Leopold sur les bassins rachitiques accompagnés de scoliose et de cypho-scoliose, travail dont nous avons donné ici même une analyse détaillée [1], nous avons eu l'occasion d'observer au cours de sa grossesse et au moment de son accouchement une femme dont le bassin avait été soumis à l'influence d'une cypho-scoliose rachitique. Après avoir constaté tout d'abord sur ce bassin les principaux caractères assignés par Leopold à cette cause de déformation, nous pûmes remarquer certaines divergences qui nous donnèrent un instant quelques doutes sur la généralité des lois posées par cet auteur avec une grande sagacité. Mais, à mesure que l'observation se complétait, nous constations, au contraire, que ces lois conservaient toute leur force, même dans les cas exceptionnels, et nous arrivions à reconnaître que le bassin cypho-scoliotique rachitique pouvait ne pas se présenter toujours à l'observation avec la plénitude de ses modifications caractéristiques.

Il résulte des recherches de Leopold que le bassin rachitique offre en général, sous l'influence d'une scoliose cyphotique, des caractères dont quelques-uns sont diamétralement opposés à ceux que produit une simple scoliose vertébrale; de telle sorte même qu'une scolio-lordose lombo-sacrée produite au début pour compenser la cypho-scoliose dorso-lombaire, finit par disparaître entièrement lorsque cette dernière a acquis un degré suf-

---

[1] Voir *Montpellier médical*, tom. XLVII, août 1881.

fisant de déviation. En même temps, le bassin subit des déformations qui, au lieu du rétrécissement antéro-postérieur plus ou moins oblique de la marge du bassin dû à la scoliose pure, tendent à produire au contraire un agrandissement relatif du détroit supérieur entre le promontoire et la symphyse pubienne: la ligne innominée prend par suite une forme plus ou moins arrondie.

Dans notre cas, au contraire, comme on le verra plus tard, nous nous sommes trouvé en présence d'un détroit supérieur véritablement aplati, c'est-à-dire rétréci surtout dans son diamètre antéro-postérieur. Nous avions donc affaire à une variété très digne d'attention, dans laquelle les particularités propres à la cypho-scoliose, bien que nettement accentuées, avaient laissé subsister dans leur intégrité presque totale celles qui n'appartiennent qu'à la scoliose rachitique. Mais nous constations en même temps que si, au point de vue du résultat produit, ces deux déviations vertébrales ne paraissaient pas s'être sensiblement modifiées l'une l'autre, il n'en était cependant pas de même relativement au diagnostic, et que les traces de l'une et de l'autre, étudiées de près et différenciées avec soin, montraient l'insuffisance sur ce point des données acquises jusqu'à ce jour.

Toutefois, en portant notre attention sur certains détails que nous ferons ressortir plus loin, il nous parut possible de les utiliser pour le diagnostic, et il nous sembla que la forme spéciale de ce bassin affectait un rapport assez intime avec certaines particularités du squelette pour pouvoir être diagnostiquée avec quelque certitude, dans le cas où une déformation de ce genre pourrait être de nouveau rencontrée.

Le travail que nous publions aujourd'hui a pour but de démontrer ce que nous venons d'avancer; et si, comme nous l'espérons, nous parvenons à faire partager notre conviction au lecteur, nous ne doutons pas que sa publication ne soit capable de rendre quelques services en appelant l'attention sur une déformation complexe du bassin rachitique et en augmentant la précision des signes pouvant suppléer plus ou moins à la mensuration directe, absolument impraticable dans certains cas, de quelques-unes des dimensions importantes du bassin.

Notre travail se divise tout naturellement en trois paragraphes : le premier contient l'exposé des faits et les résultats de notre exploration, il constitue, en un mot, l'observation ; le second sera consacré à l'exposé des raisons qui ont dicté notre conduite, car elle pouvait être discutée, et nous avons cru devoir la justifier par une étude des indications et des contre-indications ; enfin dans le troisième nous chercherons à montrer en quoi le bassin dont il s'agit s'écartait du type déjà décrit auquel il appartenait uniquement en apparence, à préciser les symptômes qui nous paraissent propres à reconnaître une pareille disposition, et en dernier lieu à déterminer les causes qui ont pu vraisemblablement lui donner naissance.

I.

La nommée G..., Adèle, née dans le département du Rhône, âgée de 45 ans, domestique, célibataire, entre à la Clinique d'accouchements le 19 février 1881. D'une constitution assez faible et d'un tempérament lymphatique, elle présente au premier coup d'œil les apparences d'une santé délabrée et surtout des traces nombreuses et indubitables de rachitisme. L'aspect de la face est caractéristique, notamment par suite d'un prognatisme très accentué, et l'habitude générale du corps, aussi bien que la claudication à gauche, indiquent de notables déformations du squelette qui ont réduit sa hauteur à une taille de 1^{m},339. Enfin, en arrière apparaît une gibbosité assez saillante du côté gauche, en même temps que l'épaule droite est manifestement plus élevée que la gauche.

Antécédents. — La malade a fait, dit-elle, à l'âge de 4 ans, une chute qui aurait déterminé la déviation de la colonne vertébrale. On sait combien une pareille cause est fréquemment invoquée par les familles, qui préfèrent attribuer à un accident une déformation dont elles ne veulent pas avouer l'origine rachitique. Il est probable, si la chute a eu lieu en effet, qu'elle n'a pas exercé d'influence sur la colonne vertébrale, qui présente une déviation arrondie et graduelle, et non cette saillie brusque et plus ou moins aiguë, consécutive à une ancienne fracture ou à une carie vertébrale. Nous verrons que la chute peut être admise comme ayant intéressé le système osseux au niveau du membre inférieur gauche. Ce qu'il y a de certain, c'est que la malade n'a pu marcher qu'à partir de l'âge de 7 ans, et qu'elle n'avait pas même commencé à marcher à l'époque où elle tomba, dit-elle, dans un escalier.

Rien de particulier jusqu'à la puberté, qui ne s'est manifestée par l'apparition des règles qu'à l'âge de 18 ans. La menstruation, assez irrégulière, présentait des interruptions fréquentes; elle durait en moyenne de trois à quatre jours, et était habituellement précédée d'un peu de leucorrhée. Depuis ces dernières années, elle est plus régulière, mais elle ne dure pas plus de vingt-quatre heures.

Adèle G... a déjà accouché une première fois au mois de novembre 1872. La grossesse s'était bien passée: pendant toute sa durée, elle s'est mieux portée, dit-elle, que cette fois-ci: elle avait plus d'appétit et supportait mieux le travail. Elle a mis au monde spontanément, après un travail de dix-neuf heures, un garçon qui s'est présenté par le sommet. On lui a dit qu'il était né avant terme, mais elle le croyait à terme, d'après ses calculs. Il est mort sept ou huit jours après, par une cause inconnue, mais sans présenter de convulsions.

Grossesse actuelle.—Les dernières règles ont apparu le 15 août 1880, et, d'après la malade, le début de la grossesse remonterait probablement un peu avant cette date. Les mouvements actifs auraient été perçus pour la première fois vers la fin du mois de novembre. Ces divers renseignements sont loin d'ailleurs d'avoir aucun caractère de précision, la femme, dont l'intelligence naturelle n'est pas très développée, paraissant en restreindre volontairement l'emploi et embarrasser à dessein ses réponses de réticences et d'obscurités. Ce phénomène n'est pas rare dans les Cliniques d'accouchements, où les femmes espèrent ainsi se faire admettre plus tôt en trompant sur l'âge de leur grossesse. Aucun phénomène bien important à signaler, sauf quelques rares vomissements et un peu de diarrhée se reproduisant assez souvent. Céphalalgie de temps en temps. Complication de bronchite chronique antérieure à la grossesse.

Le ventre est en besace, fortement projeté au-devant de la symphyse pubienne. Les parois sont épaisses, assez tendues, et présentent des vergetures en éventail extrêmement larges et nombreuses. Le fond de l'utérus, très incliné à droite, remonte à deux travers de doigt au-dessus de l'ombilic, mais la déformation du squelette, qui diminue la capacité de l'abdomen, aussi bien que la viciation du bassin, enlèvent à cette constatation toute sa valeur habituelle. L'auscultation ne fournit rien qu'un souffle ronflant dans les deux fosses iliaques. Au toucher, le col, très élevé et reculé, laisse à peine atteindre son orifice externe, qui est mou, légèrement béant, et qui contient un très petit polype pédiculé et flottant. Le promontoire est absolument inaccessible, d'autant plus que la vulve est assez étroite et que la femme, qui se laisse assez bien examiner à l'extérieur, ne se prête pas du tout à l'examen interne.

Examen général du squelette et exploration du bassin. — Outre des signes généraux de rachitisme, surtout visibles sur la paroi antérieure de la poitrine, on constate du côté de la colonne vertébrale et des membres inférieurs des déformations telles que, vu leur origine rachitique, on ne peut avoir aucun doute sur l'existence d'une viciation du bassin.

Les deux membres inférieurs sont le siége d'incurvations, surtout accentuées sur la jambe gauche, qu'elles raccourcissent de 1 cent. relativement à la longueur propre de ses os. Cette différence serait même probablement plus considérable si les masses musculaires permettaient de suivre plus exactement les sinuosités osseuses. Ainsi, une ligne droite menée du grand trochanter à la malléole externe mesure 69,5 cent., tandis qu'en suivant avec le ruban métrique toutes les inflexions du membre on trouve 70,5 cent. La jambe droite, entre les deux mêmes points, ne perd que 5 millim. de sa longueur (68 cent. en ligne droite et 68,5 en suivant les courbures).

Néanmoins on voit que la jambe gauche, bien que la plus déformée, est plus longue que la droite de 1 cent. $^1/_2$, et cette différence atteint 2 cent. $^1/_2$ si l'on mesure les distances qui séparent à droite et à gauche le grand trochanter du sol (V. le Tableau). Nous aurons plus tard à interpréter ce fait, qui pourrait paraître paradoxal à première vue.

Le fémur gauche est très convexe en dehors ; le tibia du même côté est beaucoup plus fortement incurvé dans le même sens. Il présente, à peu près à l'union de son tiers moyen et de son tiers inférieur, une forte saillie anguleuse en avant, qui est probablement la trace d'une ancienne fracture vicieusement consolidée et qui témoignerait d'une chute faite autrefois sur ce membre. A droite, les os sont aussi incurvés, moins fortement toutefois, et le tibia offre cette convexité type du rachitisme qui est dirigée en avant et en dedans.

La colonne vertébrale est le siége d'une cypho-scoliose dorso-lombaire à gauche très accentuée, dont le point culminant répond à la 12me vertèbre dorsale. La dépression sacro-lombaire a presque totalement disparu; la face postérieure du sacrum est plus plane qu'à l'état normal, et la saillie des vertèbres dorsales en arrière est d'autant plus apparente qu'elle s'accompagne d'une saillie plus considérable encore de l'angle des côtes gauches correspondantes. Une scoliose compensatrice de la région dorsale supérieure se remarque à droite. Son point culminant est formé par la 7e vertèbre dorsale. La région cervicale n'offre pas de déformation appréciable, et la tête paraît située sensiblement sur la ligne médiane.

Mais il existe au-dessous de la cypho-scoliose une autre courbure à droite des vertèbres lombaires inférieures beaucoup plus importante à noter, parce qu'elle intéresse le sacrum, dont elle a incliné la base vers la droite, et à qui elle a imprimé une déformation parfaitement appréciable à la vue par une double courbure de la crête sacrée. Celle-ci offre en effet un trajet en forme d'S italique retournée, dont la moitié supérieure (de la base à la 3e apophyse épineuse sacrée environ), inclinée de haut en bas et de droite à gauche, tourne sa convexité à droite, et dont la moitié inférieure affecte une direction et une forme exactement inverses. Cette disposition est très importante à noter, non-seulement à cause de son utilité pour le diagnostic, mais encore au point de vue du jour qu'elle jette sur la pathogénie de la viciation du bassin, ainsi que nous le verrons tout à l'heure.

On remarque en outre, sur la face postérieure du bassin, que les deux épines iliaques postéro-supérieures ne sont pas sur le même niveau, et qu'elles sont inégalement distantes de la crête sacrée. Celle du côté droit est située plus bas et plus près de la crête sacrée que celle du côté gauche ; la même disposition, beaucoup moins marquée, se retrouve pour les deux épines postéro-inférieures (V. le Tableau). Néanmoins la hanche droite est plus élevée que la gauche. De plus, le losange de Michaëlis a complétement disparu, l'apophyse épineuse de la 5e vertèbre lombaire étant située un peu au-dessous de l'épine iliaque postéro-supérieure droite, en sorte que si l'on tire une ligne de cette épine à celle du côté opposé, ligne qui est oblique de droite à gauche et de bas en haut, l'apophyse épineuse en question est située un peu au-dessous d'elle au lieu de se trouver au-dessus, comme dans un bassin normal.

Nous trouverons encore dans ces diverses particularités des renseignements très importants pour nous rendre compte du mécanisme complexe qui a présidé à la déformation pelvienne.

Les mensurations inscrites dans le tableau suivant montrent les principales déformations appréciables sur le vivant au niveau du bassin et des portions du squelette qui nous intéressent.

BASSIN CYPHO-SCOLIOTIQUE RACHITIQUE. Mensurations prises sur le vivant.

	ENSEMBLE DU SQUELETTE.	A droite	A gauch.	Normale
	Du sommet de la tête au sol	1m.339		—
	Du grand trochanter à la malléole externe (femme couchée)	0.68	0.695	—
	Idem (en suivant avec le ruban métrique toutes les inflexions du membre ; femme couchée)	0.685	0.705	—
	Idem (femme debout)	0.675	0.69	—
	Du grand trochanter au sol	0.705	0.73	—
	De l'épine iliaque antéro-sup. à la malléole extern.	0.745	0.73	—
	De l'épine iliaque antéro-supérieure au sol	0.775	0.77	—
	De la pointe du coccyx au sol (verticale A)	0.719		—
	Du bord inférieur de la symphyse pubienne au sol (verticale B)	0.699		—
	Du bord supérieur de la symphyse pubienne au sol (verticale C)	0.7165		—
	Distances des pieds des verticales sur le sol A—B.	0.0725		—
	Distances des pieds des verticales sur le sol B—C.	0.04		—
	Distances des pieds des verticales sur le sol A—C.	0.1125		—
	Distance de l'apophyse épineuse XIIe dorsale à la verticale postér. (élevée sur la IIIe vertèbre sacr.)	—	0.0125	—
	Distance de l'apophyse épineuse V^e lombaire à la verticale postérieure	0.02	—	—
	BASSIN.			
D'AVANT EN ARRIÈRE.	Apoph. ép. V^e lombaire—épine iliaque antéro-supérieure	0.195	0.183	0.175
D'AVANT EN ARRIÈRE.	Apoph. ep. V^e lombaire—bord supér. de la symphyse pubienne	0.195		0.19
D'AVANT EN ARRIÈRE.	Bord inférieur de la symph. pub.—épine iliaque postéro-supérieure	0.1975	0.2025	0.17
D'AVANT EN ARRIÈRE.	Pointe de coccyx—tubérosité sciatiq.	0.06	0.0575	—
D'AVANT EN ARRIÈRE.	Diamètre coccy-pubien	0.07		0.115
TRANSVERSALEMENT.	Apoph. ép. V^e lombaire—épine iliaque postéro-supérieure	0.0575	0.105	0.055
TRANSVERSALEMENT.	Crête sacrée—épine iliaque postéro-inférieure	0.0475	0.05	—
TRANSVERSALEMENT.	Epines iliaques antéro-supérieures	0.275		0.24
TRANSVERSALEMENT.	Milieux des crêtes iliaques	0.28		0.27
TRANSVERSALEMENT.	Grands trochanters	0.295		0.31
TRANSVERSALEMENT.	Tubérosités sciatiques	0.08		0.11
OBLIQUEMENT	Épine iliaque antéro-sup. droite—épine iliaque postéro-supérieure gauche	0.26		0.21
OBLIQUEMENT	Épine iliaque antéro-sup. gauche—épine iliaque postéro-supérieure droite	0 22		0.21
OBLIQUEMENT	Tubérosité sciatique droite—épine iliaque postéro-supérieure gauche	0.233		0.175
OBLIQUEMENT	Tubérosité sciatique gauche—épine iliaque postéro-supérieure droite	0.22		0.175
OBLIQUEMENT	Grand trochanter droit—épine iliaque postéro-supérieure gauche	0.297		0.235
OBLIQUEMENT	Grand trochanter gauche—épine iliaque postéro-supérieure droite	0.29		0.235
DANS LA HAUTEUR	Tubérosité sciatique—épine iliaque antéro-supérieure	0.2025	0.185	0.155
DANS LA HAUTEUR	Tubérosité sciatique—milieu de la crête iliaque	0.215	0.2075	0.19
DANS LA HAUTEUR	Hauteur de la symphyse pubienne	0.055		0.041

Comme il est facile de le voir en jetant les yeux sur ce tableau, les mensurations directes confirmaient tout d'abord le diagnostic porté d'après la déformation rachidienne: nous avions affaire à un bassin cypho-scoliotique rachitique, c'est-à-dire à un bassin dont la forme générale était en entonnoir et qui présentait un aplatissement latéral parfaitement reconnaissable. Disons tout de suite, quitte à justifier plus tard cette détermination, que nous crûmes devoir attendre l'accouchement à terme, et, pour ne pas scinder l'observation, nous allons en rapporter immédiatement la fin, après quoi nous développerons les remarques auxquelles peut donner lieu le bassin qui nous occupe.

Le palper abdominal, pratiqué à diverses reprises, ne nous permit pas pendant longtemps de constater grand'chose, sauf une mobilité extrême du fœtus dans une quantité de liquide relativement considérable, ce qui enlevait toute netteté aux sensations perçues. Mais vers les premiers jours de mai 1881, il fut facile, à l'aide de quelques précautions destinées à redresser l'utérus, qui s'inclinait de plus en plus à droite et en avant, de constater la présence de la tête fœtale au-dessus du pubis, qu'elle débordait même considérablement en avant. Elle jouissait d'une très grande mobilité et fuyait régulièrement lorsqu'on voulait la repousser vers le centre du détroit supérieur, dans la fosse iliaque gauche. Elle paraissait en position transversale avec l'occiput à gauche ; le dos était constaté à gauche ; les battements du cœur, sourds et éloignés, ne s'entendaient qu'à gauche et très en arrière ; le siége occupait le fond de la matrice et était logé assez bas dans le flanc droit.

A partir de ce moment, la situation de l'enfant put être déterminée autant de fois qu'on le voulut, et ce ne fut pas sans une certaine surprise que nous constatâmes une mutation très étendue dans les derniers jours de mai. La tête, sous l'influence probablement de contractions utérines indolentes, avait en effet complétement abandonné la ligne médiane et même le voisinage du détroit supérieur, pour aller se loger dans le flanc gauche, immédiatement au-dessus de la fosse iliaque. Le siége était presque contenu en entier dans la fosse iliaque droite, plus bas que la tête ; le dos était absolument insaisissable, mais la présence des membres inférieurs contre la paroi abdominale, en avant et au-dessus du siége, prouvait que la région dorsale du fœtus regardait en arrière et en bas.

La version céphalique par manœuvres externes fut aussitôt exécutée sans difficulté; mais, l'occiput continuant à regarder en arrière, je ne jugeai pas utile de comprimer l'utérus avec des tampons sur l'abdomen pour maintenir trop exactement le fœtus dans sa nouvelle position, et je résolus de lui laisser une certaine liberté de mouvement, pour lui permettre de tourner autour de son grand axe et de diriger son occiput en avant, s'il était possible. Je me bornai donc à appliquer un bandage de corps un peu serré, de façon à relever le fond de l'utérus, à allonger l'organe dans le sens vertical et à maintenir le fœtus suivant cette direction générale. La femme, dont la bonne volonté était très limitée, ne garda pas le bandage, ou le relâcha de telle sorte que, quelques jours après, le fœtus était trouvé de nouveau dans sa même situation transversale. J'attendis alors, pour intervenir de nouveau, le début du travail, qui ne paraissait plus devoir se faire longtemps attendre.

Apparition des premières douleurs le 10 juin 1881, à quatre heures de l'après-midi, très espacées et peu énergiques, accompagnées de quelques vomissements. En arrivant auprès de la femme, vers les 9 heures du soir, je constate ce qui suit: le fœtus est toujours transversal, avec la tête à gauche plus élevée que le siége; celui-ci dans la fosse iliaque droite et les pieds tournés en avant. Bruits du cœur perceptibles seulement au niveau du fond de l'utérus et très éloignés de l'oreille. La poche des eaux est déjà formée ; elle est allongée et pend dans le vagin ; elle contient une main qui saisit à travers les membranes le doigt explorateur et qui est reconnue comme étant la main gauche. Le col, très élevé et dirigé en arrière, ne peut être exploré que dans sa demi-circonférence antérieure, qui montre une dilatation déjà assez avancée.

A 10 heures du soir, version céphalique par manœuvres externes, un peu plus difficile que la première fois à cause de la difficulté de faire remonter le siége. Néanmoins la tête est ramenée au-dessus de la symphyse pubienne, mais l'occiput reste toujours en arrière, et, tandis qu'un aide maintient le fœtus, je constate par le toucher que la main ne s'est pas réduite. J'abandonne alors le fœtus à lui-même, jugeant qu'avec un pareil bassin une position occipito-postérieure constituerait une complication des plus fâcheuses, et décidé en conséquence à attendre la dilatation complète pour exécuter la version podalique par manœuvres internes. Le fœtus reprend presque instantanément sa situation première, c'est-à-dire se replace en première position de l'épaule gauche. Peu de temps après, la poche des eaux, qui s'est encore allongée, est occupée par le coude.

Augmentation progressive des douleurs en fréquence et en intensité. A une heure du matin, le bord antérieur du col indique une dilatation complète. La femme est transportée sur le lit d'opérations, et la version pelvienne est pratiquée avec assez de facilité par M. Gerbaud, chef de clinique intérimaire; la rupture des membranes ne fut faite qu'à une certaine hauteur dans l'utérus, et un flot très considérable de liquide s'échappa malgré la présence dans le col du bras de l'opérateur ; il s'ensuivit un retrait brusque de l'utérus qui gêna un instant la recherche et la saisie des pieds, déjà difficiles à atteindre à cause de leur situation antérieure et de la projection de l'utérus en avant. Cette même rétraction utérine s'opposa pendant un moment à l'évolution du fœtus en maintenant assez fortement la tête ; nous pûmes cependant la refouler un instant après par quelques pressions de bas en haut à travers la paroi abdominale. L'évolution fut d'ailleurs incomplète, car le fœtus se retourna sur le dos ou tout au moins sur le côté gauche, et l'occiput resta en rapport avec la moitié gauche du bassin. C'était là du reste une condition favorable, ainsi que nous le verrons bientôt.

Le pied saisi était le pied gauche, qui était postérieur. Amené dans le vagin, il devient antérieur par suite du décroisement des jambes, et un lacs est jeté sur lui. L'utérus se contractant avec une extrême énergie, le pied droit ne put pas être atteint à ce moment. Nous ne pûmes pas davantage atteindre le bras gauche pour y placer un lacs, à cause de l'étroitesse de l'arcade pubienne qui ne permit pas à notre main de passer à côté du siége fœtal.

Notons en passant que pendant ces tentatives notre doigt rencontra pour la première fois la face antérieure du sacrum, non au niveau du promontoire, mais au niveau d'une des vertèbres sacrées, qui était fortement convexe dans le sens transversal. Le tronc descendit avec le dos à gauche, après quoi le pied droit put être amené à l'extérieur.

Mais la tête resta arrêtée au niveau du détroit supérieur en situation à peu près transversale, mais cependant avec l'occiput un peu en avant. Elle était entre la flexion et l'extension. A ce moment, les deux bras étaient relevés; le bras postérieur, le droit, fut dégagé assez facilement, mais le bras gauche était relevé derrière la nuque et placé au-dessus de la symphyse pubienne. J'essayai vainement d'imprimer à la tête un mouvement de rotation pour le dégager, et je dus contourner la symphyse pubienne pour l'atteindre ; je pus saisir l'humérus, qui résista avec assez de force, et je sentis, au moment où je réussissais à l'abaisser en le ramenant en avant, un léger craquement qui était dû, comme nous nous en assurâmes plus tard, à la fracture de l'acromion.

Une fois les bras dégagés, la tête continua à résister aux tractions, et nous pûmes constater que le cou commençait à s'allonger. J'introduisis deux doigts de la main gauche dans la bouche du fœtus et je tirai sur le maxillaire inférieur sans aucun résultat tout d'abord. Alors, continuant mes tractions sur le maxillaire inférieur, j'appliquai deux doigts de la main droite à la base du cou, sur laquelle je tirai modérement tout en la refoulant en arrière, en même temps qu'un aide exerçait une pression à pleine main sur le front à travers la paroi abdominale. C'est la manœuvre conseillée par le Dr Champetier de Ribes, et nous constatâmes avec satisfaction qu'elle avait un plein succès. La tête en effet franchit brusquement le détroit supérieur, ce qui indiquait à ce niveau un rétrécissement assez considérable.

Arrivée au détroit inférieur, la tête offre l'occiput presque directement en avant, mais toujours un peu à gauche. Nouvel arrêt à ce niveau. Il faut quelques tractions assez énergiques sur le maxillaire inférieur pour la dégager.

Les battements du cordon sont nuls, mais le cœur du fœtus bat encore. Un peu de cyanose des lèvres. L'immersion alternative dans l'eau chaude et dans l'eau froide, jointe à des frictions et à la respiration artificielle, établissent les fonctions respiratoires au bout d'une demi-heure environ.

Délivrance un peu retardée; le décollement du placenta n'est effectué qu'au bout d'une demi-heure. Son extraction est suivie d'une légère hémorrhagie, bientôt arrêtée par le seigle ergoté. A part un peu d'endolorissement de l'abdomen, et une fatigue générale due aux douleurs énergiques provoquées par l'opération, l'état de la mère est satisfaisant.

L'enfant, du sexe masculin, présente un développement un peu au-dessous de la moyenne. Il est à terme, et pèse 2,900 gr. Les principaux diamètres de la tête mesurent :

O. F.	0^m,1125
O. M.	0^m,13
Bip.	0^m,0975
S. O. B.	0^m,0950

Le cou, un peu distendu, n'offre aucune lésion appréciable à l'extérieur. Le bras gauche, d'une mobilité extrême au niveau de l'articulation scapulo-humérale, n'exécute aucun mouvement spontané.

Une dépression en forme de cuiller existe en avant de la bosse pariétale droite, assez près du bord antérieur du pariétal.

Le placenta, de forme circulaire, mesure 17 sur 18 centim. de diamètre. Il pèse 470 gram. Le cordon, maigre, très contourné, long de 82 centim., s'insère au centre de cet organe.

Pendant les deux premiers jours, l'enfant ne présente rien de particulier à noter, si ce n'est un état de faiblesse congénitale assez prononcé, et l'impossibilité où il se trouve de soutenir lui-même sa tête, qui obéit entièrement aux lois de la pesanteur. Il prend même assez bien le sein. Ses cris ne sont pas énergiques, si ce n'est lorsqu'on vient à toucher l'épaule gauche ou à faire remuer le bras du même côté. Du reste, ni rougeur ni tuméfaction au siége de la fracture. Mais bientôt apparaît un ictère assez prononcé qui prend immédiatement cette couleur foncée rappelant l'écorce de la mandarine. En même temps se montrent des symptômes non douteux d'athrepsie avec l'extinction presque complète de la voix, le refus de teter, la somnolence continue et l'abaissement de la température. Du reste, les seins de la mère, fort peu développés, fournisssent du sérum plutôt que du lait. Un peu d'œdème se manifeste aussi du côté des mains, sans qu'il paraisse y avoir de différence du côté de la fracture.

Nous prescrivons un lavement avec 5 gram. de sulfate de soude, des frictions avec le liniment de Rosen, une potion alcoolisée avec du vin blanc doux, l'administration de lait de vache frais et très faiblement hydraté toutes les deux heures, en même temps qu'un peu de pepsine. Enfin, des boules d'eau chaude sont placées dans le berceau tout autour de l'enfant.

Deux jours après, amélioration dans l'état de l'enfant; il ne tète pas encore, mais il boit bien à la cuiller; il crie mieux, l'œdème des mains a diminué ainsi que la teinte ictérique, et les selles ont lieu régulièrement. Le mieux s'accentue ainsi les jours suivants au point que l'enfant reprend le sein et tète avec appétit, lorsque le onzième jour il meurt subitement sans avoir présenté ni convulsions ni aucun symptôme appréciable.

L'autopsie, pratiquée le treizième jour, 36 heures environ après la mort, ne présente rien absolument à noter du côté des organes importants, excepté au niveau de la moelle épinière. Les poumons sont cependant fortement congestionnés et offrent par ondroits de larges plaques de sang noir dont leur tissu est gorgé. Mais ils sont parfaitement aérés dans toutes leurs parties et n'offrent nulle part la moindre trace d'une modification inflammatoire. Le cerveau lui-même, dont le ramollissement peu avancé est suffisamment expliqué par le nombre d'heures écoulé depuis la mort, n'est le siége d'aucune altération ni d'aucun épanchement séreux ou sanguin, pas même au niveau de la dépression en cuiller assez profonde qui persiste encore. Celle-ci présente la forme exacte d'un rein, le hile tourné en arrière ; sa largeur est de 1 centim. environ, et son bord postérieur échancré à 1 centim. en avant du sommet de la bosse pariétale. Son grand diamètre est vertical. Le fond de la dépression n'offre aucune trace de fracture ni de fissure, pas plus sur la face interne que sur la face externe de l'os.

La région cervicale n'offre aucune trace de lésion; on constate seulement à ce niveau une mobilité un peu plus grande que de coutume et un élargissement très réel des espaces qui séparent les arcs vertébraux. Mais en ouvrant avec précaution le canal rachidien par la section de l'arc postérieur des vertèbres, nous le trouvons rempli dans toute sa longueur par un épanchement de sang considérable, qui existe aussi bien en dehors qu'en dedans des méninges, et qui a dû évidemment exercer à un moment donné sur la moelle une compression suffisante pour arrêter le jeu des muscles respiratoires. Cette hémorrhagie nous paraît avoir son unique cause dans la rupture des petits vaisseaux méningés au moment où le cou a subi l'élongation dont nous avons parlé.

Au niveau de l'acromion gauche, qui est en place et qui se serait probablement resoudé normalement si la vie avait duré plus longtemps, ni épanchement de sang ni tuméfaction des tissus.

Quant à la mère, suites de couches absolument normales.

II.

Deux questions ont dû se présenter tout d'abord à l'esprit du lecteur en parcourant l'Observation et le Tableau qui précèdent. Pourquoi avoir attendu l'accouchement à terme? Pourquoi avoir préféré la version pelvienne à la version céphalique? Nous allons répondre immédiatement à ces deux questions et donner les raisons qui justifient amplement, à notre avis, les décisions prises et la conduite suivie.

1° Il est certain qu'au début, après avoir constaté la disposition générale du bassin en entonnoir, après avoir acquis la conviction que le détroit inférieur était rétréci au point de n'offrir que 7 centim. dans son diamètre antéro-postérieur et 8 centim. dans son diamètre transverse, notre première idée fut que l'accouchement prématuré artificiel était la meilleure chose à tenter dans l'intérêt de l'enfant. Nous ne tardâmes pas cependant à abandonner cette idée, et cela pour les nombreux motifs que voici.

Tout d'abord, une des conditions essentielles de la provocation de l'accouchement avant terme est de savoir exactement à quoi s'en tenir sur l'âge de la grossesse, surtout lorsque l'indication dépend d'un rétrécissement du bassin. Il est très important, en effet, de choisir en pareille circonstance l'époque où les dimensions de la tête fœtale se rapprochent le plus de celles du diamètre rétréci, car il s'agit ici des intérêts de l'enfant aussi bien que de la mère, et les chances de viabilité sont d'autant plus grandes que l'interruption de la grossesse est plus retardée. Or, nous l'avons vu, il était impossible de s'en rapporter, sur ce point, au dire de la femme. Sa façon de répondre aux questions qui lui étaient posées permettait déjà de soupçonner des indications volontairement ou non inexactes, et les renseignements fournis par l'examen direct n'étaient pas de nature à dissiper ces soupçons.

Vers le milieu du mois de mars, époque à laquelle la femme fut examinée avec soin, la grossesse aurait atteint, d'après elle, le huitième mois. Et cependant le fond de l'utérus, qui, avec une cavité abdominale déformée et rétrécie, aurait dû remonter plus haut que d'habitude, ne dépassait l'ombilic que de deux travers de doigt, hauteur qui indiquerait, avec un squelette normal, tout au plus le commencement du septième mois. Et cette hauteur du fond de l'utérus perdait encore de sa signification par ce fait que, le ventre étant très projeté en avant, l'ombilic était plus abaissé que d'ordinaire, et qu'en même temps le segment inférieur de l'organe était situé très haut du côté du détroit supérieur. De plus, la petitesse du fœtus et sa mobilité extrême dans une quantité de liquide relativement énorme, bien qu'il n'y eût pas à proprement parler d'hydramnios, indiquaient évidemment une période moins avancée de la grossesse.

Ces différentes raisons interdisaient absolument de se fier aux renseignements fournis par la femme pour déterminer l'époque favorable à la provocation prématurée du travail. Du reste, l'époque de l'accouchement et le volume de la tête fœtale qui correspond bien à un développement de neuf mois, sont venus démontrer plus tard le bien fondé de nos doutes, et nous ont prouvé qu'à l'époque où la femme se disait enceinte de huit mois, elle venait à peine d'atteindre la fin de son sixième mois. Si donc nous nous étions fié à ses indications, nous aurions provoqué le travail à une époque où le fœtus n'était pas viable, c'est-à-dire que nous aurions pu nous rendre complice, inconsciemment sans doute, d'un de ces calculs dénaturés comme on doit s'attendre à en rencontrer chez certaines femmes dont la position est irrégulière. Et nous pensons qu'une telle considération ne doit pas être négligée lorsque, voulant provoquer l'accouchement prématuré, on peut se trouver exposé par une criminelle fourberie à provoquer en réalité un avortement qu'aucune indication ne justifie.

A ces considérations venaient s'en ajouter d'autres qui, en présence de telles incertitudes, nous ont paru autoriser suffisamment l'expectation. Il y avait d'abord un antécédent favorable dans la naissance spontanée d'un premier enfant du sexe masculin, car on sait que le volume de la tête est ordinairement plus fort chez les garçons que chez les filles. On pouvait donc espérer que le second enfant, surtout s'il était du sexe féminin, pourrait passer sans efforts considérables. Il est vrai qu'en règle générale, les diamètres de la tête augmentent avec le nombre des grossesses et avec l'âge de la mère ; mais ici il ne s'agissait que d'un second enfant, et le mauvais état de santé de la mère permettait jusqu'à un certain point de penser que le développement fœtal serait peu avancé.

Enfin, et c'était là un point digne d'une sérieuse attention, nous étions autorisé à considérer le bassin comme n'étant fortement rétréci qu'au niveau du détroit inférieur, tandis que le détroit supérieur, bien que diminué d'étendue par l'action du rachitisme, devait offrir des dimensions au moins aussi grandes, étant donnée la forme en entonnoir du bassin cypho-scoliotique rachitique. Aussi n'étions-nous nullement surpris, en explorant la cavité pelvienne, de ne pas pouvoir atteindre le promontoire, puisque la cyphose devait l'avoir entraîné en haut et en arrière, tandis que la scoliose avait dû l'entraîner latéralement. Il nous était même permis, en nous rappelant cette tendance à la forme circulaire de la ligne innominée, si bien mise en lumière par Leopold, de compter sur cette rétrocession de la base du sacrum pour attribuer moins d'importance à l'aplatissement latéral du détroit supérieur dû à la scoliose. Il était évident, bien que l'éloignement du promontoire ne permît pas de le mesurer directement, que cet aplatissement existait à droite : le siége de la cypho-scoliose à gauche, le redressement de l'aile iliaque droite et le tassement manifeste de la moitié droite du sacrum ne pouvaient laisser aucun doute à cet égard.

Dans de telles conditions, on pouvait compter qu'une tête de fœtus à terme, offrant un développement moyen, passerait à travers le détroit supérieur, et elle serait passée, en effet, s'il ne s'était pas rencontré à ce niveau une déformation spéciale, tout à fait inattendue d'après la déformation générale de la colonne vertébrale, et qui ne nous fut révélée que par l'étude de ce qui s'est passé pendant l'accouchement. Nous étudierons ce point tout à l'heure, et nous verrons que certaines particularités du squelette, rapprochées du mécanisme de l'accouchement, rendent compte, en effet, d'un état particulier du bassin qui n'a pas été précisé encore, au moins à notre connaissance, et qui démontre, à notre sens, un mode très particulier aussi de déformation.

Une pareille disposition nous étant complétement inconnue alors, et les descriptions faites nous permettant de ne considérer comme sérieusement rétréci que le détroit inférieur, nous étions donc autorisé encore à attendre l'accouchement à terme, puisque les parties molles qui sont à ce niveau nous offraient de très grandes chances d'extraire la tête sans exposer fatalement le fœtus à de graves lésions. Le rétrécissement le plus insurmontable était en effet celui du diamètre transverse, qui mesurait 8 centim., et l'on sait depuis longtemps, mais surtout depuis les recherches récentes de Budin, de Champetier de Ribes et de Labat, qu'on peut obtenir 1 centim. 1|2 de diminution pour le diamètre bi-pariétal sans que la force déployée soit nécessairement fatale au fœtus. Or, au détroit inférieur, une pareille diminution peut généralement être évitée en partie par la possibilité de refouler le coccyx et les ligaments sacro-sciatiques, c'est-à-dire de permettre aux bosses pariétales d'échapper plus ou moins au diamètre bi-ischiatique.

En résumé, l'impossibilité où nous étions de connaître exactement l'époque de la grossesse nous interdisait d'abord une intervention dont le moment nous aurait été inconnu, et les diverses considérations dans lesquelles nous venons d'entrer nous encourageaient à attendre l'accouchement à terme. Ici encore, en ce qui concerne le passage de la tête au détroit inférieur, l'événement est venu montrer que nous avions eu raison de compter sur sa facilité relative, car le véritable obstacle, celui qui a nécessité des efforts énergiques, et qui a produit la dépression en cuiller du crâne, siégeait au détroit supérieur, ainsi que nous le verrons tout à l'heure en cherchant à déterminer sa nature et la manière dont il s'était formé.

2° Mais auparavant, répondons à la seconde des questions que nous nous sommes posées, et disons pourquoi la version pelvienne nous a paru préférable à la version céphalique.

Aussitôt que la situation transversale du fœtus a été constatée, on a vu que notre premier soin avait été de faire la version céphalique par manœuvres externes, qui se trouvait en effet indiquée pour plusieurs motifs. D'abord, dans tout bassin qui n'est pas rétréci d'une façon absolue, c'est-à-dire qui n'est pas évidemment incompatible avec l'engagement possible de la tête, nous croyons que la présence de cette partie fœtale au détroit supérieur constitue une condition favorable : elle permet en effet la mise en jeu de deux facteurs très importants pour l'accouchement, dont l'utilisation éventuelle est perdue dans toute autre présentation ; nous voulons parler du volume de la tête et de l'énergie des contractions utérines, deux circonstances que l'on ne peut évidemment pas connaître à l'avance. Elles ont cependant une telle valeur que, malgré l'impossibilité probable d'un accouchement spontané si l'on s'en tenait aux moyennes ordinaires, il n'est pas rare de voir une tête fœtale assez peu développée ou des contractions utérines assez énergiques pour franchir un obstacle qui théoriquement aurait paru insurmontable.

Mais un avantage bien plus certain devait nous engager à obtenir une présentation du sommet : c'était, dans le cas où la disproportion eût été trop grande entre la tête fœtale et le détroit inférieur, celui de pouvoir appliquer le forceps lorsque la tête serait parvenue à ce niveau. Nous croyons en effet, avec Leopold, que dans le bassin en entonnoir c'est là l'opération la plus facile et la plus favorable une fois que la tête fœtale a atteint la région inférieure du petit bassin.

Malheureusement les choses se sont passées de telle sorte que cette indication a dû être rejetée au second plan, et qu'il a fallu en envisager une autre dont l'oubli eût été, à notre avis, beaucoup plus sérieux dans ses conséquences. A deux reprises, on l'a vu dans l'Observation, la tête ramenée au détroit supérieur est restée en position occipito-postérieure, position qui, déjà défavorable quelquefois dans un bassin normal, aurait acquis dans le cas actuel une gravité tout à fait exceptionnelle. Nous étions en effet en présence d'un bassin rachitique, c'est-à-dire diminué de capacité, et cypho-scoliotique, c'est-à-dire aplati latéralement, ce qui rendait fort problématique, si la tête s'était engagée avec l'occiput en arrière, la possibilité du mouvement de rotation, même exécuté artificiellement. Or, si la rotation n'avait pas lieu, le dégagement pouvait être considéré comme absolument impossible. Il n'est faisable, en effet, lorsque l'occiput est en arrière, que dans deux alternatives : ou bien par l'extension de la tête, ou la transformation au détroit inférieur de la présentation du sommet en présentation de la face, transformation qui, très rare dans un bassin normal, doit être considérée comme à peu près impraticable avec un bassin rachitique ; ou bien par la flexion forcée, qui aurait été certainement insuffisante ici, puisque le redressement du sacrum dû à la cyphose avait dû notablement augmenter la longueur de la paroi postérieure de l'excavation. Donc, en supposant, ce qui est assez improbable, que l'on eût pu avec le forceps extraire la tête en position occipito-postérieure, on n'y serait parvenu qu'au moyen d'efforts incompatibles avec la survie du fœtus aussi bien qu'avec le rétablissement régulier de la mère.

Enfin, dans la seconde tentative faite au moment du travail pour ramener la tête au détroit supérieur, si nous avions persisté à maintenir le fœtus dans cette situation, nous aurions ajouté une nouvelle difficulté aux dangers de la position occipito-postérieure en la compliquant d'une procidence du bras qui aurait pu, à son tour, entraîner une autre complication en favorisant le prolapsus du cordon.

Telles sont les raisons qui nous ont déterminé à préférer l'extraction par le siége.

Nous pouvons ajouter que la déformation spéciale de ce bassin nous a démontré, au moment de l'accouchement, combien cette conduite avait été avantageuse. Avec l'obstacle imprévu qu'a présenté le détroit supérieur, nous ne serions jamais venu à bout d'extraire la tête avec le forceps sans pratiquer la crâniotomie. La dépression en forme de cuiller du pariétal droit prouve l'énorme compression qu'elle a subie dans le sens transversal, et le chevauchement des pariétaux est évidemment la seule condition qui ait empêché cette dépression de devenir une fracture avec enfoncement. Or, il n'est plus douteux aujourd'hui que le orceps appliqué du front à l'occiput ne supprime presque entièrement la compressibilité de la tête. La cinquième conclusion du Dr Labat est formelle sur ce point : « Le diamètre bipariétal »dit-il, perd presque complétement sa réductibilité lorsque la »tête est serrée du front à l'occiput[1]. » D'où il résulte que l'application du forceps, ne pouvant évidemment saisir la tête au-

[1] Labat ; *Recherches cliniques et expérimentales sur la tête du fœtus au point de vue obstétrical.* Th. de Paris, 1881.

dessus du détroit supérieur que dans le sens longitudinal, aurait infailliblement occasionné, en supposant qu'elle eût pu opérer l'extraction, une lésion du pariétal beaucoup plus grave que celle qui a été produite.

Nous irons même plus loin, et nous sommes convaincu que, même au prix d'une lésion mortelle, le forceps n'aurait pas pu entraîner la tête sans une réduction préalable de volume. L'intervention a montré en effet que le détroit supérieur n'a pu être franchi qu'au moyen de tractions sur le maxillaire inférieur combinées avec des pressions sur le front, c'est-à-dire par des manœuvres ayant pour effet de refouler l'occiput au-dessus de la ligne innominée, ce qui permet, comme l'a montré Budin, de placer la bosse pariétale postérieure en dehors du diamètre sacro-pubien. La preuve en est dans la situation de la dépression en cuiller, produite par le promontoire, à 1 centim. en avant de la bosse pariétale droite. Il suffit de rappeler ce fait pour montrer que la présence d'une cuiller de forceps au niveau de l'occiput se serait opposée d'une façon absolue à ce mouvement de recul de la tête. En définitive, l'application de cet instrument, outre les difficultés inhérentes à la forme asymétrique du bassin, n'aurait fait qu'accroître les difficultés du passage de la tête, aussi bien suivant le diamètre transversal que suivant le diamètre antéro-postérieur. Elle n'aurait donc pas été seulement inutile ; elle aurait sans doute été nuisible pour la mère, par la durée et l'énergie des tentatives d'extraction, et, quant au fœtus, elle ne nous aurait laissé que l'embryotomie comme dernière ressource. Entre les dangers probables de la dépression du crâne et de la distension du cou, et les effets certains et immédiats de la crâniotomie, il n'y avait évidemment pas à hésiter.

Du reste, au point de vue du résultat, nous n'hésitons pas à reconnaître que si nous avions employé plus tôt la manœuvre recommandée par Champetier, nous aurions peut-être réussi à éviter l'hémorrhagie rachidienne à laquelle nous attribuons la mort de l'enfant. C'est d'ailleurs ce que nous n'aurions pas manqué de faire si nous avions pu soupconner à l'avance l'existence d'un pareil obstacle au détroit supérieur.

III.

Il nous reste à montrer maintenant que le bassin qui nous occupe, bien qu'offrant la plupart des caractères propres au bassin cypho-scoliotique rachitique, est en même temps le siége de modifications qui appartiennent à une autre forme du bassin rachitique. Nous allons voir en effet que si le type cypho-scoliotique existe incontestablement chez lui, il n'y joue cependant qu'un rôle secondaire ; que l'obstacle le plus sérieux à l'accouchement dépendait de la réalisation concomitante du type scoliotique pur, qui y prédomine, bien qu'il ait été masqué par le premier au point de vue du diagnostic et qu'il n'ait pu être reconnu qu'après l'expulsion du fœtus.

Il pourrait paraître plus naturel que cette étude eût été placée à la suite de la description du squelette et du tableau des mensurations prises, mais c'est à dessein que nous l'avons renvoyée à la fin de notre travail, dont elle constitue le point le plus important. Nous avons pensé qu'il valait mieux suivre dans notre exposé l'ordre même des faits, ce qui continue en quelque sorte l'Observation. Le lecteur pourra ainsi mieux suivre le travail d'esprit auquel ces faits nous ont conduits, leur interprétation ne nous ayant paru possible qu'en dernier lieu, et ne pouvant être acceptée comme plausible qu'en supposant connu tout ce qui précède. C'est en effet lorsque le travail de l'accouchement nous eut démontré l'existence d'une saillie du promontoire très exagérée, très inattendue aussi, que nous avons pu, en rapprochant ce fait de certaines particularités du squelette inexpliquées pour nous jusque-là, entrevoir entre ces diverses circonstances un rapport capable de nous donner la clef de l'explication cherchée.

Nous essayerons de déterminer en même temps jusqu'à quel point ces particularités du squelette peuvent être considérées comme directement liées à une pareille disposition du bassin, et si l'on ne serait pas autorisé, en généralisant, à leur accorder une certaine valeur pour faciliter, dans un cas analogue, le diagnostic d'une viciation aussi complexe.

Enfin nous chercherons, en nous basant à la fois sur les particularités en question et sur ce que nous savons de la pathogénie des bassins viciés, à reconstruire l'histoire de celui que nous étudions et à déterminer la succession des diverses influences auxquelles il a été soumis.

Il y aura plus de clarté, croyons-nous, à étudier à part chacun de ces points, qui peuvent constituer trois questions distinctes. Nous les formulerons ainsi :

1° En quoi notre bassin répondait-il au type rachitique cypho-scoliotique décrit par Leopold, et en quoi s'en écartait-il?

2° Quelle était la forme réelle de ce bassin, à quels caractères peut-on la reconnaître, et ces caractères peuvent-ils éclairer sur sa pathogénie?

3° Peut-on s'appuyer sur ces bases pour reconstituer l'histoire d'une semblable configuration du bassin rachitique?

Dans tout ce qui va suivre, le lecteur voudra bien se rappeler que, pour éviter les longueurs et les répétitions inutiles, je supposerai connue la description des bassins scoliotique et cypho-scoliotique rachitiques. Par conséquent, toutes les fois qu'il rencontrera un détail inexpliqué ou sous-entendu, il n'aura qu'à se reporter à l'analyse du travail de Leopold qui a paru dans le numéro d'août du *Montpellier Médical*.

Enfin, pour éviter le reproche qu'on pourrait être tenté de nous faire, d'invoquer dans nos hypothèses des modifications osseuses difficiles à admettre, nous rappelons que le rachitisme, et un rachitisme très précoce et très intense, a dominé toute la pathogénie de notre bassin, c'est-à-dire que de très bonne heure et pendant très longtemps le système osseux de notre malade a été affecté d'une mollesse et d'une ductilité très considérables.

1°.

Pour être classé parmi les bassins cypho-scoliotiques rachitiques, notre bassin devait offrir des caractères en rapport avec les trois influences distinctes qu'il avait subies, à savoir: le rachitisme, la scoliose et la cyphose. Ces trois ordres de caractères sont évidents sur lui aussi bien que sur les parties du squelette avec lesquelles il affecte des rapports immédiats.

Le rachitisme est reconnaissable à un si grand nombre de déformations osseuses qu'il serait presque superflu de le rechercher au niveau du bassin. Néanmoins, s'il était besoin de l'y démontrer, il suffirait de considérer le grand bassin, au niveau duquel on trouve des dimensions transversales notablement supérieures à celles d'un bassin normal. Les épines iliaques antéro-supérieures y sont beaucoup plus écartées qu'à l'ordinaire ($0^m,275$ au lieu de $0^m,24$). Mais cet écartement prend une importance caractéristique lorsqu'on le compare à celui des crêtes iliaques mesuré en leur milieu. Au lieu d'une différence de 3 centim. à l'avantage des crêtes iliaques, comme cela existe normalement, on ne trouve plus ici qu'une différence de 5 millim., c'est-à-dire que les fosses iliaques tendent à s'aplatir et à s'évaser complétement en dehors. C'est là un des principaux caractères du bassin rachitique pur, où la distance des épines iliaques arrive à dépasser celle qui sépare le milieu des crêtes iliaques. Il est même fort probable que cette disposition typique du rachitisme se serait réalisée dans le cas actuel si l'aplatissement latéral dû à la scoliose, sur lequel nous reviendrons tout à l'heure, n'avait pas fortement déprimé en dedans l'aile iliaque droite.

Quant aux caractères de la cypho-scoliose, ils ne sont pas moins évidents que ceux du rachitisme. Les uns, dus à la cyphose seule, c'est-à-dire au recul et à l'élévation de la base du sacrum, sont parfaitement reconnaissables à la forme en entonnoir qu'a prise le bassin : il est en effet élargi en haut, dans le sens antéro-postérieur aussi bien que dans le sens transversal ; d'avant en arrière, nous trouvons en effet $0^m,195$ entre l'apophyse épineuse Ve lombaire et le bord supérieur de la symphyse pubienne, c'est-à-dire 5 millim. de plus que dans le bassin normal, ce qui est évidemment à remarquer lorsqu'il s'agit d'un bassin rachitique. Dans le sens transversal, il n'est pas douteux que l'écartement des os iliaques en haut dû au recul du sacrum n'ait contribué pour une part à accroître l'évasement rachitique des ailes iliaques que nous avons constaté tout à l'heure. Nous avons oublié dans nos mensurations de constater le redressement des crêtes iliaques, c'est-à-dire leur allongement antéro-postérieur, en prenant les distances qui séparaient l'épine iliaque antéro-supérieure de la postéro-supérieure du même côté ; mais nous allons voir que les dimentions obliques nous donnaient des renseignements suffisants sur ce point. Au niveau du détroit inférieur, au contraire, le bassin est considérablement rétréci, et le coccyx et les deux ischions semblent aller à la rencontre les uns des autres. Remarquons toutefois à ce niveau une exception à la règle posée par Leopold, d'après laquelle le rétrécissement du détroit inférieur intéresse surtout le diamètre transverse ; nous trouvons ici ce diamètre supérieur au coccy-pubien. Nous en rechercherons tout à l'heure la raison.

Mais la diminution transversale de l'excavation, allant graduellement de haut en bas, est démontrée par le rapprochement des grands trochanters, dont la distance est inférieure de 1 centim. et demi à leur écartement normal.

Enfin, l'influence de la scoliose devait se traduire sur le bassin par une forme asymétrique qui s'y trouve en effet en plusieurs points, notamment au niveau des distances qui séparent l'épine iliaque antéro-supérieure d'un côté de l'épine postéro-supérieure du côté opposé (0^m,26 et 0^m,22.— Ces dimensions, supérieures aux distances normales 0^m,21, montrent encore le redressement des crêtes iliaques qui les a allongées dans le sens antéro-postérieur), et qui est en rapport, d'une part avec la déviation rachidienne, d'autre part avec les modifications des membres inférieurs.

Ce que nous devions rechercher tout d'abord, c'était le sens de l'asymétrie, qui, d'après les descriptions de Leopold, rétrécit obliquement le bassin du côté opposé à la cypho-scoliose dorso-lombaire. Dans notre cas, par conséquent, nous devions trouver le détroit supérieur aplati à droite. Nous avons vu qu'il ne nous avait pas été possible de le constater directement, mais les renseignements que nous avons pu recueillir d'autre part mettaient hors de doute qu'il pût en être autrement.

Ici nous sommes obligé de faire deux parts dans les caractères constatés : nous allons montrer d'abord ceux qui concordaient avec le siége de la cypho-scoliose, après quoi nous énumérerons ceux qui se trouvaient en désaccord avec sa disposition.

L'aplatissement à droite du détroit supérieur était démontré :

1° Par la hauteur plus grande du bassin à droite qu'à gauche. Entre la tubérosité sciatique et l'épine iliaque antéro-supérieure, nous trouvions $0^m,2025$ à droite, et seulement $0^m,185$ à gauche : de même entre la tubérosité sciatique et le milieu de la crête iliaque, $0^m,215$ à droite et $0^m,2075$ à gauche.

2° Par l'inclinaison à droite de la base du sacrum, disposition reconnaissable à première vue par l'incurvation et l'obliquité générales de la crête sacrée. Cette inclinaison s'accompagnait du tassement très manifeste de la moitié droite de cet os, comme le montrait la faible distance séparant l'apophyse épineuse V^e lombaire de l'épine iliaque postéro-supérieure droite ($0^m,0575$) comparée à la même distance prise à gauche ($0^m,105$). Ce tassement intéressait la moitié droite du sacrum dans toute sa hauteur, puisque l'épine iliaque postéro-inférieure était aussi un peu plus rapprochée de la crête sacrée à droite ($0^m,0475$) qu'à gauche ($0^m,05$). Ces caractères répondaient encore très bien au siége de la cypho-scoliose et trouvaient leur explication dans l'existence d'une scolio-lordose compensatrice de la région lombo sacrée à droite.

La situation du promontoire, que nous ne pouvions pas atteindre, nous était parfaitement indiquée par là même. Il était évidemment dévié à droite, et en tenant compte de la remarque, faite par Leopold, que les corps vertébraux s'écartent beaucoup plus de la ligne médiane que les apophyses épineuses correspondantes, cette déviation à droite devait être considérée comme très prononcée. Cet auteur a trouvé, en effet, qu'à 2 centim. d'écart de l'apophyse épineuse, au niveau de la région lombaire, correspond un écart de $5 \frac{1}{2}$ à $11 \frac{1}{2}$ centim. pour le corps de la vertèbre ; or, nous trouvions l'apophyse épineuse V^e lombaire à 2 centim. à droite de la verticale postérieure, ce qui, d'après Leopold, entraîne une diminution de près de 2 centim. dans la distance sacro-cotyloïdienne du même côté. Donc la seule déviation à droite de la base du sacrum montrait que la capacité du bassin à droite, déjà diminuée par le redressement et l'aplatissement de l'os iliaque, l'était encore plus peut-être par l'inclinaison du promontoire dans le même sens.

3° Par la diminution de la distance sacro-sciatique gauche, relativement à celle du côté droit. De la pointe du coccyx à la tubérosité sciatique, nous ne trouvions en effet que 0m,0575 à gauche, tandis qu'à droite l'ischion, plus renversé en dehors et probablement plus relevé, se trouve à 0m,06 de la pointe du coccyx. Cet évasement de la tubérosité sciatique droite est en rapport avec l'aplatissement du détroit supérieur au niveau de la cavité cotyloïde, dont l'enfoncement et le relèvement ont élevé le grand trochanter et augmenté par conséquent les tractions exercées sur l'ischion par les muscles rotateurs de la cuisse. Or, c'est là un des caractères principaux et les plus faciles à constater du bassin cypho-scoliotique, d'offrir, du côté opposé à la cypho-scoliose, une distance sacro-cotyloïdienne diminuée, et au contraire une distance sacro-sciatique plus ou moins augmentée. Donc, en constatant à gauche une diminution de cette distance au détroit inférieur, nous étions confirmé dans la pensée que la distance sacro-cotyloïdienne droite, inaccessible, était diminuée.

4° Enfin, par le raccourcissement de la jambe droite relativement à la gauche, ce qui correspond bien à un excès de pression exercé sur la moitié droite du bassin et transmis au membre inférieur du même côté.

Voilà donc un ensemble de caractères parfaitement en rapport avec le siége et la direction de la déviation rachidienne. Examinons maintenant ceux qui sont en désaccord avec elle.

Un premier caractère tout à fait anormal, du côté du squelette envisagé dans son ensemble, était l'élévation de l'épaule droite, à laquelle correspondait une situation plus élevée de la hanche droite. On sait que d'ordinaire, dans les incurvations latérales du rachis, la hanche la plus élevée correspond à l'épaule la plus basse. Ici donc le rapport est inverse, et il y a lieu de rechercher lequel de ces deux termes est conforme à la règle, lequel au contraire s'en écarte. Si l'on ne considère que l'action de la cypho-scoliose dorso-lombaire, il est clair que l'épaule droite est à sa place en se relevant plus que la gauche ; mais par contre la hanche droite devrait se trouver plus basse que la gauche comme appartenant à la moitié du bassin qui a supporté un excès de pression à droite et qui s'est incliné par conséquent dans le même sens. Ce même excès de pression est aussi la cause du raccourcissement de la jambe droite, et sous ce rapport la situation du grand trochanter droit, plus bas que le gauche, témoigne du poids plus considérable qui a dû être supporté à un certain moment par la moitié droite du bassin.

Une autre disposition tout à fait contradictoire était rencontrée au niveau des membres inférieurs dans ce fait que la jambe gauche présentait des courbures osseuses beaucoup plus considérables que la jambe droite. Ces courbures rachitiques étant dues aux pressions que subissent les os ramollis, et l'excès de poids dû à la cypho-scoliose ayant agi sur la moitié droite du bassin, ce que prouvent son aplatissement et sa hauteur plus grande, ainsi que sur la jambe droite, qu'il a rendue plus courte, il paraissait extraordinaire de trouver ces incurvations surtout accentuées sur le membre qui avait supporté une pression moindre. Nous n'avons aucune remarque à faire sur la fracture du tibia gauche, qui devait, d'après l'histoire de la malade, être rapportée plutôt à une chute qu'à des pressions exagérées. Une seule hypothèse, que nous examinerons tout à l'heure, peut permettre de se rendre compte de cette contradiction apparente.

Notons enfin cette disparition complète du losange de Michaëlis, indice d'un abaissement de l'apophyse épineuse V^e lombaire, qui n'est pas en rapport avec le mouvement d'élévation et de recul produit par la cyphose ; cette double courbure de la crête sacrée, que la cypho-scoliose seule ne suffit pas à expliquer, mais qui témoigne d'une tendance à l'effacement de la sciolo-lordose lombo-sacrée, lequel effacement n'a cependant pas pu se réaliser entièrement ; cette persistance consécutive, au moins partielle, de la dépression sacro-lombaire ; enfin cette diminution du diamètre coccy-pubien relativement au diamètre bi-ischiatique, alors que le contraire est observé dans la déformation infundibuliforme du bassin cypho-scoliotique rachitique ; — et nous aurons passé en revue une série de particularités bien dignes de fixer l'attention, car elles n'offrent plus de concordance avec les autres signes recueillis ni avec ce que nous savons du mécanisme pathogénique du bassin cypho-scoliotique rachitique.

2°

Les caractères que nous venons d'énumérer étaient de nature à donner quelques doutes sur l'influence que la colonne vertébrale pouvait avoir exercée sur le bassin, et par suite à rendre incertain, au moins en partie, le diagnostic de sa configuration générale. Cependant, nos conjectures ne reposant que sur de vagues soupçons, nous nous étions arrêté au diagnostic de bassin cypho-scoliotique rachitique, le seul que pussent autoriser nos constatations précises, et c'est seulement pendant le travail de l'accouchement qu'il nous a été possible de reconnaître la forme du détroit supérieur et de comprendre à quel mécanisme probable de déformation pouvaient être rattachés tous les caractères divergents.

Ainsi qu'on l'a vu plus haut, le mécanisme de l'accouchement s'est exécuté comme dans un bassin aplati : la difficulté d'engager la tête au détroit supérieur et surtout la manœuvre qui seule a pu atteindre ce but, en offrent une preuve péremptoire, confirmée encore par la présence sur le pariétal droit de la dépression en forme de cuiller.

Nous nous sommes demandé un instant si cette dépression n'aurait pas pu se produire au contact de la tubérosité sciatique gauche, mais cette idée ne nous a pas paru admissible pour deux raisons : la première, c'est que les efforts d'extraction ont été relativement insignifiants au détroit inférieur, et nullement en rapport avec la pression nécessaire pour produire un enfoncement de ce genre ; la seconde, c'est que les bosses pariétales, distantes de 0m,0975, n'ont évidemment pu franchir le diamètre transverse, qui en mesurait 0m,08, qu'en laissant les tubérosités sciatiques plus ou moins en arrière d'elles, et surtout la bosse pariétale droite, qui regardait en arrière puisque l'occiput était sous la branche ischio-pubienne gauche. Si donc une dépression du crâne s'était produite à ce moment, elle aurait siégé, non en avant, mais bien en arrière de la bosse pariétale droite. Il ne s'est donc rien produit de semblable au détroit inférieur, et les quelques efforts qu'il a fallu exercer encore sur la tête pour la dégager ont eu pour effet, non de comprimer la tête, mais simplement de refouler le coccyx et de déprimer le périnée en bas et en arrière au moyen de la pression exercée par le front.

Outre ces raisons, négatives en quelque sorte, qui ne permettent pas d'attribuer au détroit inférieur la dépression en cuiller du pariétal droit, il est facile d'en trouver de positives et capables de prouver qu'elle s'est bien produite au niveau du promontoire, soit sur l'angle sacro-vertébral lui-même, soit, ce qui ne serait pas impossible, comme nous allons le voir, sur la saillie d'un faux promontoire existant peut-être au niveau de la deuxième vertèbre sacrée. Tout d'abord, en effet, c'est au promontoire à peu près exclusivement que sont dues en général les dépressions crâniennes qui offrent cette forme spéciale. En outre, le siége de la dépression correspond ici bien exactement au point de la voûte crânienne qui s'est mis en contact avec le promontoire : l'occiput était à gauche, presque transversal ; par conséquent le recul qu'il a subi, lorsque la flexion de la tête s'est opérée sous l'influence des pressions sur le front combinées avec les tractions sur le menton, a fait glisser la bosse pariétale droite jusque sur le côté gauche de l'angle sacro-vertébral, dont la déviation à droite a facilité et limité ce mouvement, et a placé ainsi au niveau de la partie la plus saillante du promontoire un point du pariétal plus rapproché du diamètre bi-temporal. Ainsi s'est substitué, dans le conjugué vrai, au diamètre bi-pariétal un diamètre moindre, et à la bosse pariétale saillante et épaisse une surface osseuse moins convexe, plus mince et plus facilement dépressible.

Il est donc évident que l'enfoncement du pariétal n'a pu se produire qu'au niveau du promontoire, d'où il résulte que la projection de la base du sacrum en avant constituait un rétrécissement du conjugué vrai hors de toute proportion avec le type cypho-scoliotique rachitique. Leopold a montré, en effet, que, dans ce type de déformation, le rapport du diamètre coccy-pubien au conjugué vrai est en moyenne de 32 °/₀ au-dessous. Or, si nous évaluons ici le conjugué vrai à 8 cent. seulement (et il est fort probable que le rétrécissement était plus considérable), nous trouvons une proportion égale à 87,5 °/₀, soit en chiffre rond près de 90 °/₀. Ce qui veut dire que, malgré la forme en entonnoir très accentuée du bassin, les diamètres antéro-postérieurs étaient presque égaux aux deux détroits. Cela veut dire encore, puisque le diamètre coccy-pubien était très raccourci, que la disposition infundibuliforme, si elle était due en effet à la cypho-scoliose, aurait rencontré un détroit supérieur tellement modifié dans un sens opposé que son influence a été à peu près nulle sur lui.

Il existait donc dans notre bassin, cela est indubitable, une saillie exagérée du promontoire, vrai ou faux, c'est-à-dire une persistance du type rachitique, malgré la présence d'une cypho-scoliose qui devait lui imprimer une forme précisément inverse de celle du bassin rachitique pur. En outre, il existait des signes évidents de la déviation du promontoire à droite, ce qui démontre que nous avions affaire à un détroit supérieur aplati dans le sens oblique et diminué d'ampleur dans sa moitié droite. Aussi les considérations qui précèdent nous permettent-elles de moins regretter de n'avoir pas pratiqué nous-même la version pelvienne pendant laquelle nous aurions pu probablement nous assurer directement de cette saillie exagérée et de cette déviation à droite de l'angle sacro-vertébral.

Nous aurons à nous demander tout à l'heure si cette forme du détroit supérieur est compatible avec la coexistence d'un bassin infundibuliforme sous l'influence d'une cypho-scoliose, mais auparavant nous devons rechercher si elle ne pourrait pas offrir quelques rapports avec les signes énumérés plus haut comme s'écartant des signes appartenant à la cypho-scoliose elle-même.

Nous l'avons déjà fait pressentir, l'histoire de ce bassin nous étant inconnue, une hypothèse est seule capable de nous en rendre compte ; mais, pour être acceptée, il faut que cette hypothèse puisse s'appuyer à la fois sur ce qui a été observé et sur les conditions connues que peut rencontrer un bassin rachitique. Or, la plupart des éléments de cette hypothèse nous semblent trouver ici une véritable démonstration dans certaines particularités du squelette qui sont comme les témoins des faits auxquels nous n'avons pas assisté.

La première hypothèse, ou pour mieux dire la seule importante, car elle constitue le point fondamental de la question à résoudre, et sa démonstration entraîne tout le reste, est celle-ci : *Chez notre sujet, le bassin a été profondément modifié par le rachitisme et par une scolio-lordose lombo-sacrée avant l'apparition de la cypho-scoliose dorso-lombaire.* C'est ce que nous allons essayer de montrer.

Remarquons tout d'abord que certains signes que nous avons reconnus appartenir à la cypho-scoliose sont en même temps communs à une scoliose en sens opposé qui serait située tout à fait au bas de la colonne vertébrale ; ce sont tous les signes qui décèlent l'asymétrie du bassin (augmentation de hauteur, redressement et aplatissement de l'os iliaque à droite, raccourcissement de la jambe droite, diminution de largeur de la moitié droite du sacrum, inclinaison à droite de la base de cet os, augmentation à droite de la distance sacro-sciatique, etc.), sur lesquels nous ne reviendrons pas plus en détail, car il nous suffira de rappeler la loi générale indiquée par Leopold, à savoir : que le bassin rachitique est toujours aplati du côté où siége la déviation la plus inférieure du rachis. Ainsi, le bassin scoliotique rachitique est aplati du côté de la scoliose la plus basse qui est le plus souvent dominante, et le bassin cypho-scoliotique rachitique est aplati du côté opposé à la cypho-scoliose dorso-lombaire, c'est-à-dire du côté de la scolio-lordose lombo-sacrée. Par conséquent, dans notre cas, l'aplatissement du bassin à droite peut être rapporté aussi bien à une scoliose lombo-sacrée à droite qu'à une cypho-scoliose dorso-lombaire à gauche.

On pourrait objecter à cette manière de voir que Leopold a montré quelque chose de plus : il a montré qu'une cypho-scoliose peu accentuée s'accompagnait toujours d'une scolio-lordose en sens opposé, située au-dessous d'elle, mais qui n'est qu'une déviation compensatrice s'atténuant et même s'effaçant complétement à mesure que la première s'exagère. Cette pensée nous est en effet venue tout d'abord, mais nous avons cru devoir l'abandonner, et nous allons montrer que les signes recueillis prouvent, non-seulement la présence de cette scolio-lordose au niveau du promontoire, mais encore son existence antérieurement à la cypho-scoliose dorso-lombaire ; en sorte que certains d'entre eux sont là comme des dates inscrites sur le squelette, qui nous permettent de rétablir la succession des changements dont il a été le siège.

Ce premier ordre de signes donc, bien que pouvant être rapporté à la cypho-scoliose, n'est pas contradictoire d'une projection en avant et à droite de l'angle sacro-vertébral. Nous allons voir maintenant que ceux qui appartiennent en propre à cette scolio-lordose lombo-sacrée, présentent des caractères qui montrent qu'après avoir été probablement beaucoup plus accentués à une certaine époque, ils ont été modifiés ultérieurement sous l'influence de la cypho-scoliose, et plus ou moins atténués, sans avoir pu cependant disparaître tout à fait.

En premier lieu, remarquons l'abaissement très considérable qu'a subi l'apophyse épineuse V^{e} lombaire, par suite duquel le losange de Michaëlis a totalement disparu. C'est là une preuve évidente que la vertèbre correspondante a été fortement poussée en avant avec le promontoire, et que son arc postérieur a été comprimé contre la base du sacrum en même temps que celle-ci s'enfonçait entre les deux os iliaques et prenait une situation plus basse entre les épines iliaques postéro-supérieures. Or, c'est là ce qui se passe normalement dans le rachitisme pur, tandis que lorsqu'une cyphose agit primitivement, elle attire en arrière la base du sacrum et l'exhausse entre les deux os iliaques.

En même temps, et comme corollaire de cette propulsion du sacrum, il a certainement existé à une certaine époque une ensellure assez profonde à ce niveau, car nous trouvons que la dépression sacro-lombaire persiste encore en partie, ce qui veut dire que la cyphose, qui tend à effacer complétement la dépression normale, n'a pu que l'atténuer dans une certaine mesure.

Mais ce qui témoigne avec le plus d'évidence de la probabilité de notre manière de voir, c'est la disposition de la crête sacrée qui décrit un trajet en forme d'*S* italique retournée. La pression latérale supportée par la base du sacrum, qui a rétréci sa moitié droite, ne pouvait que produire une incurvation générale de cet os dans le même sens, en sorte que primitivement la crête sacrée devait offrir une seule ligne courbe, concave à droite, et obliquement dirigée de bas en haut et de gauche à droite : le mouvement de bascule opéré par le sacrum avait dû en effet porter sa pointe en arrière et à gauche, tandis que sa base s'enfonçait en avant et à droite. Mais il est évident qu'une nouvelle influence est venue modifier cette disposition primitive : la forme actuelle de la crête sacrée montre que sa partie supérieure a été sollicitée en sens inverse, et qu'elle a été tiraillée en haut et à gauche. La cypho-scoliose seule peut rendre compte de ce nouveau mouvement de la base du sacrum, véritablement antagoniste de celui qui s'était produit d'abord. C'est alors que la base du sacrum a essayé en quelque sorte de remonter en arrière entre les os iliaques ; et comme ce mouvement avait pour résultat d'accentuer la forme en entonnoir du bassin, la partie inférieure du sacrum, fortement comprimée par le bord inférieur des os iliaques, n'a pas pu suivre le mouvement inverse ; le sacrum n'a pas pu basculer en totalité, et, grâce sans doute à la persistance d'une certaine mollesse rachitique, il a pu se replier latéralement sur lui-même au niveau de sa moitié supérieure, la seule qui ait pu obéir au nouveau mouvement que lui imprimait la colonne vertébrale. Ce fait seul montre bien, à notre avis, que la cypho-scoliose n'est intervenue que plus tard, et l'on peut considérer d'après cela son influence comme ayant tenté en quelque sorte d'annihiler la déformation primitive du détroit supérieur. (V. *fig.* 2).

Une autre preuve de l'ordre suivant lequel se sont succédé ces modifications se retrouve dans la longueur du diamètre de Baudelocque, qui va de l'apophyse épineuse V^e lombaire au bord supérieur de la symphyse pubienne. Comment concilier, surtout dans un bassin rachitique, la longueur au moins normale de ce diamètre (0^m,195) avec une saillie aussi considérable du promontoire? Trois hypothèses peuvent le permettre : ou bien la base du sacrum s'est notablement élargie par tassement dans le sens antéro-postérieur ; ou bien la Ve vertèbre lombaire a pu glisser en arrière, entraînée par la cyphose ; ou bien, ce qui paraîtrait peut-être plus probable à cause de la double courbure sacrée, le sacrum s'étant infléchi et sa première vertèbre s'étant relevée et reculée, le rétrécissement du détroit supérieur est dû à la saillie d'un faux promontoire constitué par le corps de la deuxième vertèbre sacrée, rendu très fortement convexe par l'action du rachitisme.

En suivant ce même ordre d'idées, nous pouvons trouver la raison de ces caractères contradictoires que nous avons déjà notés. Ainsi, la supériorité du diamètre bi-ischiatique sur le coccy-pubien, disposition inverse du véritable bassin cypho-scoliotique rachitique, peut fort bien s'expliquer par les conditions dans lesquelles s'est trouvé primitivement notre bassin, qui a pu prendre une forme en entonnoir déjà avant l'apparition de la cypho-scoliose, sous l'influence seule de la station assise : dans ce cas, les pressions étaient supportées par les deux ischions et par le sommet du sacrum, et ces trois points étaient poussés à la rencontre les uns des autres, en sorte que l'incurvation en avant du sacrum et la projection de sa pointe ainsi produites ont en partie atténué le mouvement de bascule de cet os, qui tendait à reporter sa pointe en arrière.

Ainsi, l'influence de la station assise aurait limité l'étendue du mouvement de recul de la pointe du sacrum, en même temps que la lordose lombo-sacrée atténuait sa projection en avant par suite de son incurvation ; et le résultat final, auquel la cypho-scoliose aurait pu peut-être ajouter quelque chose plus tard, a consisté à placer ce sommet du sacrum dans une situation plus élevée par rapport au bassin.

On a dû remarquer en effet l'énorme relèvement de la pointe du coccyx, qui dans la station debout dépasse de 2^{mm} 1/2 le bord *supérieur* de la symphyse pubienne. On pourrait penser qu'une pareille élévation du coccyx n'était due qu'à une antéversion du bassin qui existait en effet, mais à un si faible degré qu'elle ne suffit pas à l'expliquer. Une antéversion assez considérable pour placer le bord supérieur de la symphyse pubienne au-dessous de la pointe du coccyx, autrement dit au niveau même occupé normalement par le bord inférieur de cette même symphyse, se serait accompagnée forcément d'une situation particulière de la vulve. Celle-ci aurait été obligée de décrire en arrière un arc de cercle d'au moins 4 centim.(hauteur normale de la symphyse pubienne), c'est-à-dire que nous aurions dû trouver la vulve regardant presque directement en arrière. Or, rien de semblable ne s'est passé ici, car c'est à peine si l'on trouve la vulve un peu abaissée, ce dont la hauteur plus grande de la symphyse ($0^m,055$) suffit largement à rendre compte. Il y a donc là une preuve évidente que la pointe du sacrum est située plus haut relativement au bassin lui-même. Comme d'autre part sa base est manifestement abaissée, en est obligé de conclure à une incurvation plus ou moins accentuée et à un raccourcissement de haut en bas, deux caractères qui sont en opposition absolue avec les résultats produits par la cypho-scoliose seule. Tout ce que celle-ci aurait pu faire plus tard aurait été d'augmenter légèrement cette élévation, si, comme nous venons de le voir, il n'était pas plus probable qu'elle a été impuissante de ce côté. De là, même après l'action de la cyphose, prédominance du rétrécissement dans le sens antéro-postérieur sur le rétrécissement transversal, par suite de l'incurvation du sacrum.

Voilà donc un caractère qui, sur un bassin rétréci au détroit inférieur et manifestement infundibuliforme dans le sens transversal, n'est cependant pas imputable à la cypho-scoliose. En voici un autre qui, bien que répondant exactement au type cypho-scoliotique rachitique, ne nous paraît pas devoir s'y rapporter davantage : nous voulons parler de l'inégalité des distances sacro-sciatiques. Il nous semble que, si cette inégalité était due à la cypho-scoliose, elle devrait être plus considérable : elle offre en effet, dans les tableaux de Leopold, une moyenne de 2 centim. ; son maximum est de 4, mais elle ne descend jamais au-dessous de 1 centim. Dans notre cas, avec un détroit supérieur aussi déformé et des distances sacro-cotyloïdiennes aussi inégales, comment ces distances sacro-sciatiques sont-elles si peu différentes ? La raison en est, croyons-nous, dans ce que cette différence n'est pas due à la cypho-scoliose, qui est venue trop tard pour la produire. L'évasement de la tubérosité sciatique droite, qui devait en être la cause, a dû agir en effet sur un ischion que la station assise avait déjà refoulé en arrière et en dedans, et probablement plus profondément que le gauche, puisque pour nous la scolio-lordose lombo-sacrée existait à ce moment et augmentait par conséquent la pression supportée par l'ischion droit. Par suite, l'usage ultérieur de la jambe droite, dont le grand trochanter, relevé par l'aplatissement du bassin, tiraillait la tubérosité sciatique par l'intermédiaire des muscles rotateurs, n'a guère dû avoir pour effet que de la replacer sur le même plan que la gauche en la ramenant en avant et en dehors. Dans ce nouveau mouvement, la tubérosité sciatique droite peut bien avoir un peu dépassé le niveau de la gauche, mais il serait possible aussi que son éloignement du coccyx, à peine plus considérable, ne reconnût pas d'autre cause que la déviation de ce dernier os à gauche de la ligne médiane.

Enfin, nous pouvons expliquer par ces deux modifications successives de la colonne vertébrale la hauteur plus grande de la hanche droite, ainsi que les incurvations plus accentuées de la jambe gauche, bien qu'elle soit en réalité la plus longue. La scoliose primitive devait évidemment amener, par l'excès de pression exercé à droite, une inclinaison plus ou moins marquée du bassin dans ce sens, en même temps que l'aplatissement de la ligne innominée, le redressement de la fosse iliaque[1] et le raccourcissement de la jambe du même côté. Cette inclinaison, peu marquée au début, quand l'enfant ne pouvait pas marcher, n'a dû atteindre son maximum que pendant très peu de temps à partir du moment où les membres inférieurs commencèrent à être employés à la marche, et l'épaule droite devait alors être la plus élevée, tandis que la hanche droite s'abaissait avec toute la moitié correspondante

[1] On remarquera que la contraction des muscles du tronc a dû agir plus énergiquement sur le côté droit du bassin incliné, de façon à redresser et à attirer en haut l'aile iliaque, avant même que le membre inférieur correspondant ait pu contribuer à l'aplatissement du bassin.

du bassin et que l'aile iliaque gauche, plus élevée, s'évasait en dehors par le mécanisme musculaire que nous avons montré dans notre analyse du travail de Leopold. Mais lorsque la cypho-scoliose est survenue, grâce aux lois de l'équilibre, pour rendre la marche plus assurée, elle a eu pour effet de reporter sur le côté gauche du bassin une partie du poids de la portion supérieure du tronc, ce qui a amené peu à peu une tendance du bassin à s'incliner dans ce nouveau sens et a finalement relevé la hanche droite relativement à la gauche.

En même temps une pression plus considérable était exercée sur le membre inférieur gauche, qui était le plus long. Cet excès de longueur peut être admis même avant que les jambes eussent été employées pour la marche, car la jambe droite a pu supporter des pressions capables d'arrêter son développement en longueur, soit dans les divers mouvements que l'enfant exécutait tout en restant assise ou couchée, soit lorsqu'elle commençait à se traîner sur les genoux. La jambe gauche s'est donc trouvée, au moment où la marche est devenue possible, trop longue pour la nouvelle inclinaison du bassin, et elle a dû compenser cet excès de longueur par un excès de courbure. L'âge auquel cette nouvelle modification s'est produite et la lenteur avec laquelle elle s'est établie, pourraient expliquer pourquoi le bassin paraît avoir résisté à cette cause d'aplatissement du côté gauche. Du reste, sa moitié droite n'en continuait pas moins à supporter directement une pression plus considérable que la moitié gauche : à droite, c'est le poids même de la masse du tronc qui était transmis par la colonne vertébrale au sacrum ; à gauche, c'est seulement l'excès de poids de la partie supérieure du tronc qui était reporté par la cypho-scoliose sur la jambe gauche, afin que le centre de gravité du corps se retrouvât à peu près sur la ligne médiane. L'action compensatrice de la cypho scoliose a en effet dépassé le but, ce qui a nécessité une nouvelle compensation en sens inverse, qui est démontrée par la légère scoliose de la région dorsale à sa partie supérieure.

Ici pourrait se placer peut-être une autre interprétation du faible raccourcissement de la distance sacro-sciatique gauche.

Il serait possible que, le col du fémur gauche s'étant infléchi lui aussi, le grand trochanter se soit un peu élevé, et que par suite les muscles rotateurs de ce côté aient un peu ramené en dehors la tubérosité sciatique, c'est-à-dire l'aient éloignée du coccyx.

Quant à l'épaule droite, abaissée sans doute au début de la cypho-scoliose, elle a dû reprendre sa situation primitive sous l'influence de la scoliose dorsale de compensation.

En résumé, si nous rapprochons de l'étude que nous venons de faire les points principaux de l'observation, nous pouvons caractériser ainsi qu'il suit le bassin qui nous occupe :

Ce bassin est à la fois aplati, asymétrique et en entonnoir.

L'aplatissement est dû à l'action du rachitisme au détroit supérieur par la production primitive d'une lordose lombo-sacrée, au détroit inférieur par le mécanisme de la station assise. L'action ultérieure de la cypho-scoliose dorso-lombaire ne pouvait que tendre à l'atténuer au détroit supérieur, mais il est probable que cette action tardive a été à peu près nulle.

L'asymétrie produite d'abord sous l'influence directe du rachitisme par la formation d'une scolio-lordose lombo-sacrée à droite, ne pouvait qu'être confirmée plus tard par l'apparition de la cypho-scoliose dorso-lombaire à gauche.

La forme en entonnoir doit être rapportée à deux ordres de causes : d'une part, l'apparition très précoce du rachitisme et l'influence de la station assise, qui ont conservé et accentué la forme fœtale du détroit inférieur ; d'autre part, l'action consécutive de la cypho scoliose, qui ne pouvait qu'accentuer encore cette disposition.

Une conséquence importante à tirer de ces conclusions, c'est que, à l'inverse de ce qu'admet Leopold pour les bassins cypho-scoliotiques en général, il est des cas dans lesquels la scolio-lordose lombo-sacrée ne peut pas être considérée comme compensatrice de la cypho-scoliose. Ici au contraire, c'est évidemment la cypho-scoliose qui a dû s'établir pour compenser la perte de l'équilibre résultant d'une scolio-lordose exagérée. Si l'on considère en outre que les courbures de compensation de la colonne vertébrale ont beaucoup plus de facilité à se faire au-dessus qu'au-dessous d'une déviation primitive, on arrivera à cette conclusion qu'il y aurait lieu de rechercher si la priorité de la scolio-lordose lombo-sacrée constitue réellement une exception dans le rachitisme, et si elle ne serait pas au contraire plus fréquente que ne semble le penser Leopold.

Remarquons en outre, au point de vue pratique, que dans l'un comme dans l'autre cas le rapport est toujours le même entre l'aplatissement latéral du bassin et le siége des déviations vertébrales, ce qui est d'une importance capitale pour le diagnostic, et permet d'utiliser le côté ample du bassin pour placer le diamètre bipariétal en dehors du diamètre sacro-pubien. Ce résultat a été heureusement obtenu, dans notre observation, par l'évolution incomplète du fœtus, qui a permis à l'occiput de rester dans la moitié gauche, plus large, du détroit supérieur. La difficulté du diagnostic ne porte donc que sur l'existence d'une saillie du promontoire qui demande, pour être soupçonnée, la connaissance de l'ordre dans lequel se sont succédé les déviations vertébrales.

Remarquons encore qu'à ce point de vue, en interrogeant minutieusement le squelette, on pourrait probablement arriver par l'interprétation de ses diverses particularités, à reconnaître une forme du détroit supérieur différente de celle qui accompagne ordinairement une déviation donnée du rachis, ce qui serait d'une très haute importance lorsque, pour une raison ou pour une autre, le détroit supérieur n'est pas directement accessible.

Enfin notre Observation prouve une fois de plus que, toutes les fois qu'on se trouve en présence d'un bassin vicié, il faut employer tous les moyens possibles pour arriver à l'exploration directe du détroit supérieur, et surtout quand il s'agit de rachitisme. Le chloroforme nous aurait sans doute rendu un signalé service à ce point de vue. Elle prouve encore qu'un rétrécissement considérable du détroit inférieur est loin d'avoir la valeur qu'il aurait au détroit supérieur, relativement à l'accouchement prématuré artificiel, et que la forme en entonnoir du bassin, malgré les avantages que semble offrir l'application du forceps sur le sommet, peut ne pas contre-indiquer toujours l'emploi de la version pelvienne, et parfois même la réclamer impérieusement.

3°.

Les considérations qui précèdent peuvent être regardées comme les conclusions de notre travail. Il ne nous reste plus, pour remplir la dernière partie de notre programme, qu'à résumer l'histoire complète de ce bassin, telle qu'elle peut être reconstituée par la pensée. Cela nous paraît facile après l'étude précédente, qui nous permet de rétablir la série des phases successives par lesquelles il a dû passer.

Chez notre malade, la marche a été absolument impossible jusqu'à l'âge de 7 ans. Donc, avant même l'époque où elle s'exerce d'ordinaire, le rachitisme s'était manifesté chez elle, et avait pris une grande intensité déjà avant la fin de la première année, c'est-à-dire que les os avaient acquis une mollesse excessive à une époque où le bassin offrait au plus haut degré le forme infantile et même fœtale.

Cela étant, à quelles influences a-t-il été soumis tout d'abord ? Évidemment, dès que l'enfant a pu s'asseoir, ce qui, vu la négligence des parents, qui l'ont laissée se traîner jusqu'à un escalier où elle a fait sa chute, a dû arriver de bonne heure : il y a eu propulsion en avant et enfoncement de la base du sacrum sous l'influence du poids du tronc, eu même temps que la station assise rapprochait du centre du bassin le coccyx et les tubérosités sciatiques. Par conséquent, le sacrum s'incurvait fortement en avant dans le sens longitudinal, et le bassin s'aplatissait en bas dans le sens antéro-postérieur et transversal, ce qui exagérait la forme fœtale en entonnoir.

Mais bientôt, par suite sans doute de la prédominance des muscles d'une moitié du tronc sur ceux du côté opposé, le promontoire, tout en s'enfonçant en avant, se dirigeait latéralement, participant ainsi à la formation d'une scoliose lombo-sacrée à droite, qui devenait, par sa combinaison avec la projection du sacrum, une scolio-lordose plus ou moins accentuée. Le sacrum alors s'incurvait aussi latéralement, et sa base allait à la rencontre de la cavité cotyloïde du côté droit.

A ce moment-là, s'était ajoutée à la forme généralement aplatie et infundibuliforme du bassin, la forme scoliotique rachitique du détroit supérieur.

Les choses étant en cet état, est survenu le moment où la petite fille a pu s'essayer à marcher. Deux nouveaux facteurs sont immédiatement entrés en action : d'une part, la contre-pression, supportée jusque-là par le bassin au niveau du détroit inférieur seul, se trouvait transportée par les fémurs au niveau du détroit supérieur; et d'autre part, le mécanisme de l'équilibre allait être notablement modifié par l'usage des membres inférieurs et de leurs muscles dans la station verticale.

A partir de ce moment, il est facile de comprendre ce qui s'est passé. Dans les premiers essais de l'enfant, qui ont duré un temps plus ou moins long, et pendant lesquels elle a dû se traîner plus souvent qu'elle n'a marché, tout le poids de la colonne vertébrale et du tronc a été transmis au côté droit du bassin, et par suite à la jambe droite. D'où inclinaison du bassin à droite, raccourcissement du membre inférieur correspondant avec arrêt de dévelpppement plus marqué qu'à gauche, et en même temps aplatissement et augmentation de hauteur de la moitié droite du bassin ; en un mot, exagération du type scoliotique rachitique. Mais plus tard, à mesure que l'enfant reprenait des forces et que ses muscles, acquérant plus d'énergie, lui permettaient de se rapprocher davantage de la situation verticale, les lois de l'équilibre sont intervenues pour compenser l'excès de pression supportée à droite et en avant par le bassin, et peu à peu la colonne vertébrale s'est infléchie en arrière et à gauche, pour ramener le centre de gravité vers la ligne médiane.

Ainsi s'est établie la cypho-scoliose dorso-lombaire qui, dans notre hypothèse, ne serait rien autre chose que compensatrice de la scolio-lordose lombo sacrée primitive, et qui, en entraînant le thorax et la tête au-delà de la ligne médiane, a nécessité une scoliose tertiaire de la région dorsale destinée à y ramener la région cervicale et la tête. C'est aussi à ce moment que la jambe gauche s'est incurvée considérablement, en partie par la surcharge qu'elle subissait, en partie probablement aussi par suite de la déformation due à la fracture vicieusement consolidée du tibia.

Telle est l'hypothèse qui seule nous permet de nous rendre compte de la coexistence, sur le même bassin, de deux déformations qui semblent devoir s'exclure l'une l'autre, la première purement rachitique, la seconde habituellement inverse, appartenant plus ou moins au type cypho-scoliotique rachitique. Nous espérons avoir montré que cette interprétation n'est pas uniquement basée sur une vue de l'esprit, et que les divers caractères du squelette concordent entièrement avec notre manière de voir.

EXPLICATION DES FIGURES.

La planche ci-jointe est destinée à faciliter la lecture de notre Observation en reproduisant, sous forme de schémas, les particularités principales du squelette que nous avons décrites. Pour en dessiner les figures, nous avons conservé exactement les rapports indiqués par les mensurations inscrites dans le tableau, en les réduisant au dixième des dimensions naturelles, c'est-à-dire que 1 centim. y est représenté par 1 millim. Tout ce qui ne correspond pas aux mensurations précises du tableau ne doit être considéré que comme approximatif.

La *fig.* 1 représente l'ensemble du squelette vu par devant, tel que l'indiquent, perspective à part, les distances mesurées de ses divers points au sol. Les inflexions de la colonne vertébrale ne sont évidemment qu'approximatives, puisqu'elles sont représentées ici par les corps vertébraux, dont la déviation ne peut nous être connue que théoriquement. Il en est de même de la forme du bassin et du détroit supérieur, dont la configuration générale est certainement exacte, mais dont les proportions ne peuvent évidemment avoir aucun caractère de précision.

La *fig.* 2, qui représente la colonne vertébrale vue par sa face postérieure, est au contraire d'une exactitude absolue, le trajet décrit par les apophyses épineuses ayant pu être déterminé directement, et la distance des points de repère à la verticale postérieure étant rigoureusement conservée suivant l'échelle indiquée

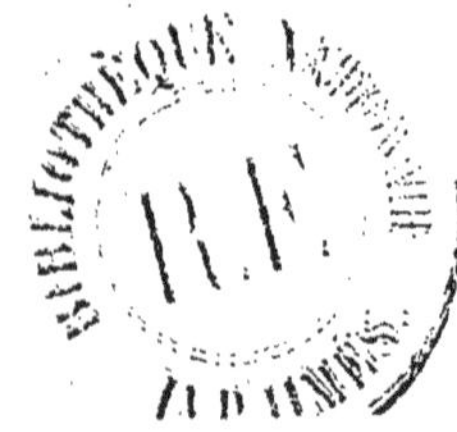

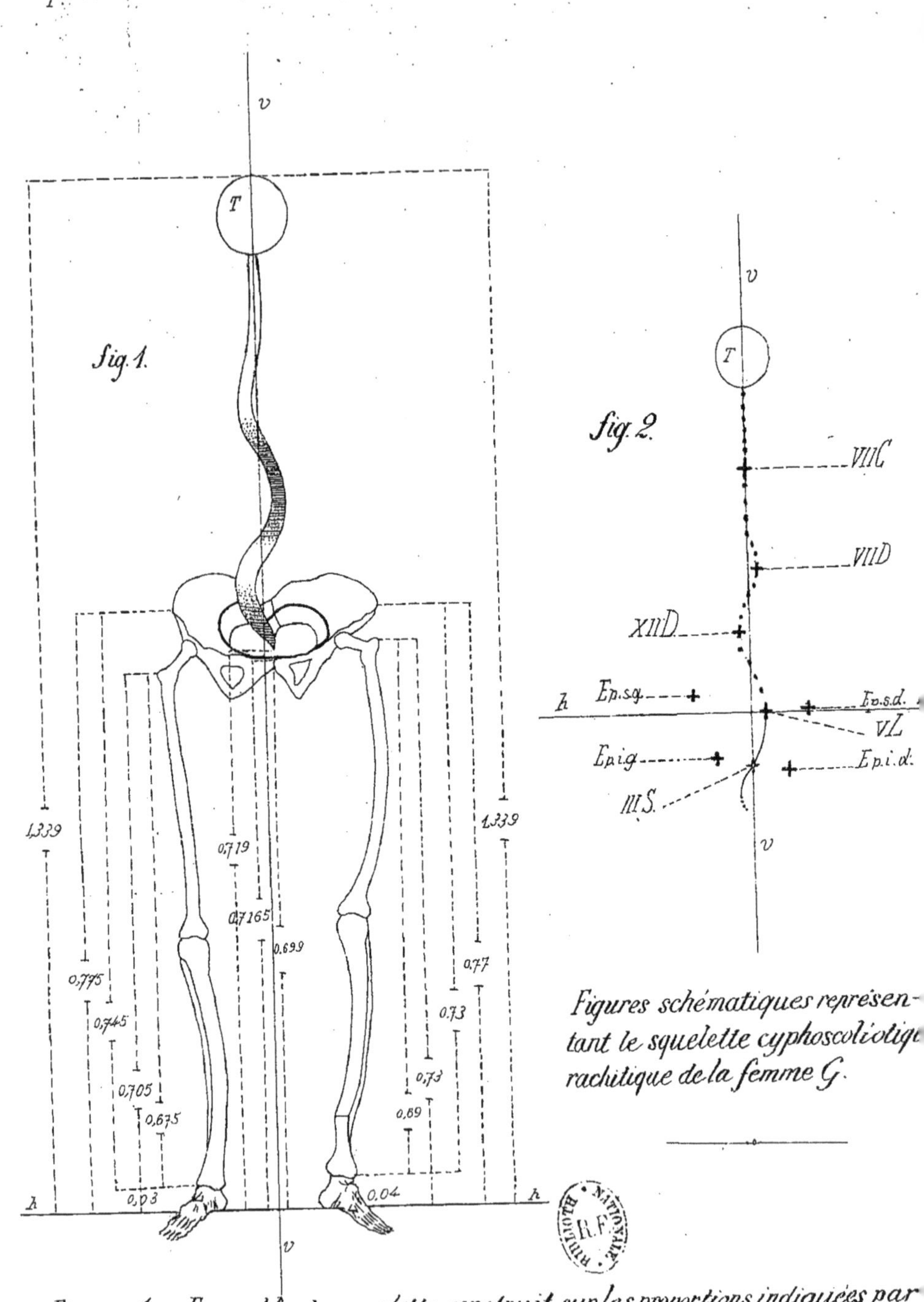

Figures schématiques représentant le squelette cyphoscoliotique rachitique de la femme G.

Figure 1. — Ensemble du squelette construit sur les proportions indiquées par mensurations prises (réduction au 10ème ; 1mm. = 1 cent.).

Figure 2. — Trajet décrit par les apophyses épineuses.

Imp. Boehm & Fils Montpr.

plus haut. L'intérêt de cette figure réside surtout dans la forme de la crête sacrée et dans les rapports qu'affectent avec elle les épines iliaques postérieures.

T. — Tête.
VII C. — Septième vertèbre cervicale.
VII D. — Septième dorsale.
XII D. — Douzième dorsale.
V L. — Cinquième lombaire.
III S. — Troisième sacrée.
Ep. s. d. — Epine iliaque postéro-supérieure droite.
Ep. s. g. — — — — gauche.
Ep. i. d. — — — postéro-inférieure droite.
Ep. i. g. — — — — gauche.
hh. — Horizontale.
vv. — Verticale postérieure, passant par la troisième vertèbre sacrée.

www.ingramcontent.com/pod-product-compliance
Ingram Content Group UK Ltd.
Pitfield, Milton Keynes, MK11 3LW, UK
UKHW012300240726
13966UKWH00004B/1516

9 782011 319647